Procréation, IVG et maltraitance

5-7, rue de l'Ecole polytechnique ; 75005 Paris

http://www.librairieharmattan.com
diffusion.harmattan@wanadoo.fr
harmattan1@wanadoo.fr

ISBN : 978-2-296-03968-1
EAN : 9782296039681

Bernadette MATTAUER

Procréation, IVG et maltraitance

Essai clinique

L'Harmattan

A tous les regards de ces matins là,

entre silence et parole.

"L'étincelante douleur de vivre."

Christian Bobin.

Avant propos.

Opacité de l'avortement.

Psychologue clinicienne j'ai assuré dès 1977, des entretiens durant 15 ans dans le service d'orthogénie de l'hôpital de Montpellier, (CHU) auprès des femmes en demande d'IVG. Cette expérience clinique fut partagée avec deux collègues. Dans ces conditions d'exercice d'une pratique quotidienne les dialogues engagés ont soulevé des horizons insoupçonnés. Ils ont suffisamment nourri nos confrontations pour nous permettre d'*ouvrir un regard différent* sur un acte qui soulève encore des remous divergents.

J'ai eu l'opportunité de croiser un grand nombre de femmes (8 à 10000) qui ont pu dans un dialogue dérouler leur histoire personnelle. Je me sens donc autorisée d'en situer les enjeux autrement que dans les visions courantes. Une première approche a déjà fait l'objet d'un ouvrage[1] destiné aux praticiens qui ont pour mission cet accompagnement spécifique.

Comment se présentent en notre temps l'image et l'usage de l'interruption volontaire de grossesse ?

Nous ne reviendrons pas sur les aléas historiques des avortements depuis l'Antiquité et de sa régulation récente dans de très nombreux pays. Rappelons seulement qu'il est prouvé que la pénalisation[2] en France fut remarquable par les effets nuls qu'elle a produits. Par contre, la *dépénalisation* mise en place récemment donne à l'avortement le droit d'apparaître dans l'espace public

---

1. Rondot-Mattauer B., *Interruption volontaire de grossesse.. La dynamique du sens,* Erès, septembre 2003.
2. Boltanski L., "La pénalisation de l'avortement a été un échec absolu. Plus l'accent était mis sur la nécessité d'éradiquer ce fléau, plus il prospérait. 400.000 à 600.000 avortements entre 1930 et 1950. L'effet principal était d'accroître le nombre de femmes blessées ou mortes des suites de l'avortement.." *La condition fœtale: une sociologie de l'engendrement et de l'avortement,* Gallimard NRF, Essais, 2004, p. 124. "la pénalisation date du début du 19ème siècle; le terme de faiseuses d'anges apparaît en France en 1880". p.120.

hospitalier. Elle a plutôt *vu diminuer le nombre des IVG* qu'il est d'ailleurs beaucoup plus facile de cerner.

Deux ouvrages récents ont présenté les aspects importants de la législation, et les inquiétudes qu'ils soulèvent. Olivia Benhamou[3] journaliste, a dressé un panorama qui fait état des prises de position de nombreux intervenants et repris les interrogations que pose l'éducation à la contraception. Elle en a retenu l'écart entre la loi et son application dans ses modalités d'accueil et d'orientation, remarqué la pauvreté pour ne pas dire l'inexistence de l'enseignement médical sur ce sujet, souligné dans la période considérée le double jeu ministériel à cet égard, "quand les moyens attribués à l'activité concernant les IVG dans les hôpitaux se voient réduits".[4]

Pour sa part le sociologue Luc Boltanski a étudié les pratiques et l'historique de l'avortement et de l'engendrement. Il a mis en forme les discours qui parcourent à ce sujet les sociétés et déployé les considérations qui en ont modelé les dispositions sociologiques. Il a désigné le *caractère universel* [5] *de la pratique de l'avortement* et sa plasticité selon les cultures humaines et les périodes.

A lire ces ouvrages on mesure encore *la méconnaissance* ou plutôt *la mise à distance,* qui se manifeste le plus souvent à l'égard du choix d'avorter en le réprouvant résolument, au mieux en le déplorant ou en le banalisant. L'objectivité de ces observations ne m'est pas étrangère, elle rend plus visible le geste si longtemps relégué et dénoncé.

Les opinions contre l'avortement, construites sur des approches idéologiques radicalisent le geste sous une réprobation généralisée. Il est évident qu'en réaction, la prise de position pour l'exercice du droit des femmes en accentue la banalisation. Ne

---

3. Benhamou O., *Avorter aujourd'hui. 30 ans après la loi Veil,* janvier 2005, Enquête Mille et une nuits, Collection Arthème Fayard.
4. Benhamou O., "il est bien plus commode de commémorer des lois que de s'interroger sur la manière dont elles sont appliquées", *Avorter aujourd'hui,* p. 194.
5. Boltanski L., "première propriété: son caractère universel"(op. cité p. 28).

pourrait-on sortir de ces oppositions où le dialogue a peu de chance d'aboutir et se fige en impasse ?

Quelles sont les réticences à appliquer une loi dont trente ans de mise en pratique ont seulement assourdi la houle et les variantes de leurs manifestations? Dans certains services, est encore signalé l'accueil rude, voire dissuasif fait aux femmes. Cette attitude qui croit encore les faire hésiter assurerait-elle la bonne conscience médicale ou paramédicale ?

Au début de notre présence à l'hôpital, dans cet accompagnement inaugural à l'époque, tout était à découvrir en ce domaine. Seuls Willy Pasini et Jean Kellerhals en Suisse avaient proposé une investigation sociologique et psychologique.[6] Car seules la Suisse, la Hollande et l'Angleterre acceptaient légalement de pratiquer les interruptions de grossesses. Ce sont les femmes par le déroulement de leurs histoires personnelles qui nous ont fait découvrir l'étendue des *"remous profonds,"* des méandres relationnels et de leurs traces que vient soulever ce pan de vie. L'expérience clinique que nous proposons ouvre ainsi à *la dimension du sens* des interruptions volontaires de grossesses. Elle interroge le verso *des apparences.*

Nous avons relevé dans une étude de l'ORS de Bourgogne[7] les conclusions de l'équipe d'enquête, constatant que "pour les femmes et les professionnels, la *question du sens* prenait une *dimension centrale*".

---

6. Kellerhals J., Pasini W., *Le sens de l'avortement,* Ed Georg, Genève, 1976.

7.ORS de Bourgogne. *Interruptions volontaires de grossesse en Bourgogne. Une expression du ressenti des femmes et des professionnels..* Décembre 2002, sous la direction de Cynthia Morgny sociologue et Stéphanie Pechinot psychologue, technicien d'enquête.

D*onner sens* [8] à la démarche d'interruption est donc apparu une nécessité à tous les auteurs qui en ont tenté l'approche spécifique. Bien entendu, dans les conditions des dialogues que nous avons poursuivis personnellement avec les femmes, donner ou trouver sens ne peut être que partiel et relatif à ce moment là. Ce serait plutôt un éveil au sens. Pour une psychologue clinicienne s'avancer sur un sujet plutôt tabou et écrire une formalisation théorique de ces rencontres n'auraient aucune portée s'il s'agissait seulement d'un descriptif. Ecrire est une tentative de rendre compte de cette expérience vivace et troublante de certaines détresses qui ne sont pas spécialement visibles.

---

8. Boltanski L., "Un troisième chemin est souvent emprunté pour *donner sens* à ce qui s'est passé. Il consiste à *découvrir des correspondances entre des composantes biographiques hétérogènes* entre lesquelles on établit un "lien", p.304.

Benhamou O.,"pour un avortement un *brin de psychologie* m'aurait fait du bien", p.30, "personne n'est venu lui proposer un soutien psychologique qu'elle aurait volontiers accepté, p.53. "Une fois l'agressivité dépassée elles parlaient volontiers. Ce qui prouvent bien qu'elles ont *quelque chose à dire"*, p.114.

Introduction.

La psychologue qui accompagne les femmes en demande d'IVG ne se limite pas à *l'attention* portée à *chacune d'elle.* Notre présence convie, elle n'est pas que réceptacle. Nous serons amenés à discerner à la fois les multiples facettes des situations croisées et *leur commune mesure.* Les observations que nous présentons selon une approche clinique ont conduit, soutenu, les réflexions présentes en cet ouvrage.

Convier à *aborder les IVG en notre temps,* (chapitre I) c'est en retraverser même succinctement, le déroulement des *entretiens* et parfois leur impact. Si nous cherchons à *saisir le sens* des interruptions de grossesses, nous allons rapidement nous trouver confrontés *aux obstacles à cette compréhension,* en particulier au "travail" de *l'inconscient, cet "inconnu"*, mais aussi à tous les *tabous* que véhiculent nos sociétés à ce sujet.

On sait que les psychologues présentent des *entretiens* pour apporter apaisement et une nouvelle appréhension des événements qui bloquent certains passages d'existence. Dans le cas particulier des IVG, un seul entretien est proposé. Il n'est jamais obligatoire et reçoit la plupart du temps un bon accueil. L'expérience nous a portés à une approche qui permet aussi à la femme de mettre quelque peu son malaise à jour. Dans la mesure du possible, si la femme peut saisir l'enjeu et le sens dont son choix est l'objet, ce temps lui ouvre un parcours qu'elle n'avait pas prévu. Nouvel espace qu'elle utilisera dans le dialogue afin de "se retrouver" comme elle dit, en ce lieu de l'entretien ou plus tard selon son chemin à venir. Il arrive même que le jour de l'intervention, quelques jours après la première prise de contact, elle puisse parler des résonances de cette "mise au point" qu'elle a pu entrevoir dans l'échange verbal. Quelques unes viennent confirmer lors de la consultation post-intervention le bienfait qu'elles en ont tiré, ou demandent à poursuivre une démarche psychologique personnelle.

Grâce à cette *expression par la parole* et les échanges, nous avons pu avancer dans la découverte des *motivations profondes* de ces grossesses refusées. Aux femmes qui abordent l'urgence ou la nécessité d'une interruption volontaire de grossesse, l'interaction du dialogue et du récit peut entraîner un éclairage différent et venir *démêler* certaines résistances, certaines *ambivalences* troublantes, parfois incompréhensibles à la personne. Ces "ouvertures" ont enclenché des articulations dans l'histoire intime. Elles ont permis de *dilater le temps* d'une préoccupation envahissant la scène de son immédiateté ou se voilant sous l'émotion. Les comportements ne seraient plus démantelés en faits et constats mais, reconsidérés selon un déroulement particulier à chaque femme. Il devient possible que s'instaurent une autre vision de soi dans cette circonstance et un mouvement vers l'avenir, "car la conscience peut rétroagir sur l'inconscient dont elle est issue"[9]. Face aux désinvoltures apparentes, aux certitudes revendiquées, nous avons pu entrevoir un en deçà du choix et de la demande pressante.

Aborder l'IVG dans l'entretien c'est ressaisir sous ce que chaque femme expose, *l'importance et la complexité* des comportements souvent paradoxaux qu'on voit sourdre sous l'ambivalence ou l'irritation. Il est apparu à notre réflexion que cet événement "surprenant" pour beaucoup de femmes se situe sur une *trajectoire d'identité* à élaborer ou ré-élaborer. De ce fait, le dialogue chemine vers *une conscience de soi,* une *image de soi* qui peut se révéler différente de ce qu'elle avançait d'elle-même dans le premier contact. Le dialogue est la proposition d'un moyen d'être plus présente à l'acte posé.

Selon notre pratique, l'IVG nous est apparue comme une situation traversée d'interrogations essentielles. Dans ce choix d'une femme dont le public ne voit que l'aspect univoque, nous avons souhaité ressaisir la *subjectivité* et en faire partager un autre regard possible. Il est devenu nécessaire de porter à la connaissance du plus grand nombre, la *dimension psychique de l'événement* et sa *part non négligeable* dans ces grossesses qui

9. Morin E., *La Méthode 5. L'humanité de l'humanité.. L'identité humaine,* Seuil, 2001, p.102.

n'aboutiront pas. Nos premières ébauches de réflexion avaient déjà conduit à considérer la *prégnance du psychisme*. La *question de l'identité* que sous-tend ce passage de "crise"[10]nous a été sensible dès 1982. Il nous a donc paru encore plus pertinent d'entrevoir ici les sentiments complexes et singuliers des femmes, à travers la présentation de leurs "histoires". Celles-ci peuvent éclairer les problématiques sous-jacentes à leurs demandes.

Si pour tout psychologue, "la tourbe inflammable de l'inconscient" apparaît à l'œuvre, nous tentons ici d'en appréhender l'approche succincte. Le "*travail de l'inconscient*" ne nous est pas directement accessible au quotidien et sans un retour sur soi. "Cet inconnu" est le premier *obstacle à la compréhension* des IVG et *du sens* qu'elles peuvent prendre dans une existence. La vie fantasmatique sillonne à "leur insu" les dérapages de celles qui croyaient maîtriser en tous points leur parcours, voire leur contraception. L'inconscient est cette prégnance inconnue, prégnance niée, mais qui se révèle en particulier dans tous les domaines de l'engendrement. La clinique des accouchements et des procréations assistées en relève de plus en plus les manifestations et les barrages: grossesses à risques, stérilités dites organiques où la présence de psychanalystes auprès d'autres femmes met en lumière les fantasmes féminins et leurs interférences.

Les "tabous" qui positionnent en adversaires ceux qui banalisent et ceux qui condamnent les IVG peuvent devenir *obstacles* à les reconsidérer. Les opinions, les options plus ou moins radicales sont éminemment liées à la subjectivité de chacun, aux références puisées dans l'ambiance ou l'éducation. Selon une conception dynamique dans l'entretien on s'approche du développement d'un acte qui ne serait plus seulement réduit à une banalité ou à une condamnation.

---

10. Crise du grec "crinein" moment de jugement, non pas au sens restrictif qu'on lui prête habituellement et négativement. S'y ajoute ici la possibilité d'une *régulation* où discerner devient séparer.

En clinique de l'engendrement, de nombreux auteurs ont signalé les *écueils à la maîtrise de la procréation*, qui ont pu être observés depuis que les consultations hospitalières régulières existent. La clinique des interruptions de grossesses apporte également des exemples significatifs, et vient à l'appui de leurs hypothèses.

Nous pouvons dresser selon notre expérience un panorama des différents *obstacles actuels* à cette *maîtrise de la procréation* (chapitre II). En premier lieu, le contrôle responsable de la contraception ne va pas sans aléas. La mise en place des dispositifs contraceptifs n'a pas réduit le nombre des IVG. Les ramifications émotionnelles que l'usage contraceptif introduit amènent à considérer les différentes périodes relationnelles que le développement personnel traverse. *L'éducation contraceptive* devrait compléter l'information et tenter par ce moyen, une prévention qui s'inscrive dans une vision plus globale et dynamique de l'évolution de la vie sexuelle individuelle.

Si nous voulons tenter de comprendre pourquoi chez nos contemporains il reste tant de fécondités désavouées, il ne s'agit pas de s'appesantir sur les mœurs dont nous dénonçons la dégradation, mais bien de se donner les moyens d'élaborer des *stratégies éducatives* dans la mise en œuvre de *la prise contraceptive.* L'éducation s'appuie sur les usages de la modernité mais la dépasse, car *éduquer c'est relier.* En particulier, elle dépasse l'incitation d'une information qui se présente dans l'approche binaire d'un stimulus réponse et propose l'*éducation à la responsabilité,* œuvre préventive, stimulante, mais de longue haleine. L'éducation à la responsabilité reste attentive à engager l'adolescente au-delà d'une adéquation aux normes, aux sécurités hâtives, aux conventions liées au "naturel" qui remplissent les consciences de notre temps. La prévention se doit de développer pour toutes les femmes des avertissements sur les vigilances nécessaires dans les arrêts contraceptifs réactionnels. Ceux ci en effet risquent souvent de se présenter aux *périodes de transition,* selon les modulations des parcours singuliers. Il serait souhaitable que l'éducation à la contraception prépare une autre *éthique* à l'égard de la *procréation,* que l'on croyait simple, "naturelle, instinctive," et dont l'approche raisonnée dévoile une certaine complexité.

L'expérience clinique auprès des consultantes pour une IVG a ouvert le regard sur les *faillites relationnelles* plus ou moins graves, plus ou moins pathétiques, voire dramatiques du *présent.* Sous ces grossesses refusées se trament des *enjeux liés aux défaillances relationnelles du passé.* Les perturbations des liens au présent jalonnent les *périodes de changements* que ce soit celles de l'adolescence ou des repositionnements affectifs ou professionnels chez la femme adulte.

Aux "menaces" de l'actualité, ruptures, chocs, modifications des liens ou des situations, viendra se corréler *l'impact de la trame du passé* (chapitre III) et ses discordances. Les échanges actuels troublés attisent les tensions antérieures qui infiltrent fortement les épisodes où la personne se voit obligée d'évoluer.

Les défaillances sur les *trajectoires relationnelles,* dont le *passé* a chargé une existence convoquent aussi bien le père que la mère, la fratrie ou l'enfant déjà là qui ne correspond pas à l'idéal espéré. Elles sont autant *d'écueils* que les "menaces" présentes revisitent. L'impact du passé n'est pas négligeable. Il est même très prégnant dans certains récits des femmes. Les refus d'engendrer véhiculent des enfances en lambeaux, des situations de conflits anciens, voire la dévalorisation des images parentales. Quand l'homme manifeste son refus de la grossesse, on décèle l'ombre d'une personnalité inaccessible qui peut venir barrer le souhait de procréer. Statue paternelle encombrante ou image idéale de l'enfance ancre également au passé ces individualités masculines.

En cette occurrence, en même temps que dans l'être s'élabore ou frémit la féminité, sa complexité s'alimente de la traversée présente. Si l'enjeu concerne des passerelles antérieures ravivées, il pourrait en émerger un nouvel agencement chez la personne. A condition que le dialogue puisse amener jusqu'à ce point d'impact, où vibrent des fantasmes cachés. Point de bascule, qui peut selon les cas ouvrir le sens de cette fécondité désavouée, en apaiser la révolte ou l'angoisse.

Nous aborderons (chapitre IV) les *remous profonds* et les *blessures narcissiques* effleurées, avec deux récits où les femmes étaient particulièrement envahies de sentiments contradictoires et violents. Les blessures au présent sont blessures qui "trouent" le narcissisme nécessaire à l'édification de l'identité. La clinique des interruptions permet de signaler que si la procréation est sur un vecteur d'identité, son refus l'est également. Ces grossesses éphémères peuvent réassurer sur la fécondité possible, et aussi dénouer des situations dramatiques. L'approche de ces dernières dévoile les *pulsions antagonistes d'amour haine*, aux carrefours où la féminité sous forme fantasmatique de fécondité se revendique.

Ces deux exemples pertinents et particulièrement développés dans l'exposition qui en a été faite par les femmes elles-mêmes, laissent entrevoir et repérer en cette circonstance la proximité, la collusion des sentiments d'amour haine. En même temps qu'émerge de façon apparente une vindicte manifeste, l'adresse de ce message, cette "lettre dérobée", se porte en agression sur la personne ou envers le compagnon avec elle. La "déliaison" de l'agressivité, la violence qui vient sourdre de ces narcissismes blessés, nous a permis de comprendre ce qui se voile la plupart du temps. Nous apercevrons combien le regard porté sur l'avortement va chercher en chacun les fondements pulsionnels de tout être humain et en troubler les certitudes, nous rappelant qu'une "menace" insolite peut faire surgir des sentiments inconnus jusque là. Cette *crise fondamentale*, la "déliaison" voilée qui en serait le support, nous a paru jouer une partition étrange. Mais son apparition n'est pas toujours aussi manifeste.

L'excès de tension constaté découvre les *blessures du narcissisme*, où les IVG viennent poser leurs interrogations. La pensée freudienne à propos de ces instances du psychisme et des pulsions qui les traversent imprègne notre réflexion et son hypothèse, au sujet de la *"déliaison" de l'agressivité* qui plane en ces circonstances.

Ces *pulsions adverses* nous mettent sur la voie des discordances et des entraves à "faire du lien". Les conditions sociales et leur discontinuité, les insécurités, l'accélération diffuse de l'incitation à la consommation, ne préparent pas l'humain et en l'occurrence la femme, à prévoir de *transmettre* avec la vie un patrimoine qui serait familial et culturel.

Il n'est pas jusqu'à la *maltraitance* qui ne se soit avérée comme un écueil à procréer. Comme les pathologies mentales ont permis de saisir les fonctionnements psychiques, la maltraitance ouvre le grossissement des défaillances relationnelles. Les modalités actuelles de la maltraitance retiendront un moment notre attention. Car il est apparu une corrélation entre ses manifestations et le risque de "tomber enceinte" et ne pas poursuivre ce qui n'est pas un désir d'enfant.

En conclusion, (chapitre V) les IVG viennent rappeler que les "forces de conflits et celles de l'union sont intimement mêlées" le long de toute existence. Nous sommes invités à admettre leurs répercussions et les incertitudes de l'activité pulsionnelle en toute personne. Dans les lieux hospitaliers, ne supprimons pas la parole et l'écoute attentive qui peut parfois accompagner ces traversées, par la *"dynamique du sens"*. La dimension relationnelle qui est en passe de devenir à l'hôpital[11], partie intégrante du soin et gage d'une prévention, ne serait-elle pas aussi celle des requérantes d'une IVG? Doit-on considérer que cet épisode d'une vie ne comporterait pas de souffrance à laquelle accorder une plus grande attention? Si la parole est devenue en d'autres lieux de soins acte de prévention, pourquoi la minimiser, la réduire auprès de l'acte d'IVG? Ce reflux récent serait-il encore l'ombre obscure d'une réprobation sous le label des libertés ?

---

11. 15èmes Journées annuelles de l'Institut de Psychosomatique de Montpellier. 10, 11 mars 2006 (sous la direction du Dr E. Ferragut). *Ecoute et souffrance.. Prévention des maladies.*

Chapitre I

Comment aborder les IVG en notre temps?

" Une vie sans examen n'est pas

une vie vraiment vécue".

Socrate.

" Ce qui peut arriver de pire à un homme ce n'est pas la solitude, c'est l'insignifiance."

Axel Kahn. Raisonnable et humain.

L'entretien psychologique.

1- le temps du dialogue, aborder les sens et les enjeux.

Aborder les IVG dans la consultation hospitalière fut pour nous psychologue, l'écoute et le dialogue avec chaque personne, chaque femme accompagnée ou non de son conjoint ou compagnon. Ce fut prendre en compte la singularité de l'acte sous des situations multiformes et tenter d'en saisir les "remous profonds," en particulier d'en *repérer les périodes de changements* que la femme traverse.

Même si personne ne les lit, nos vies sont des "romans" dont les crises et les rebondissements entrecroisent à chacun une "histoire" au-delà de leurs doléances. Les sages-femmes ou les assistantes sociales font état de tous ces propos qu'elles peuvent accompagner seulement d'un accueil bienveillant, qui offre néanmoins réconfort et soulagement.

Au début de la mise en place de la loi (en 1975) toute femme devait justifier sa demande dans un entretien obligatoire avec un intervenant social (sage-femme ou assistante sociale). Dans le service gynécologique de l'hôpital de Montpellier le chef du service hospitalier, avait souhaité que des psychologues accompagnent aussi les femmes. Bien qu'il ait été et soit toujours que proposé, l'entretien avec les psychologues reste rarement refusé. Après l'intervention, notre présence fut toujours très bien acceptée. Elle nous a paru correspondre à une *attente* de la part des femmes. La présence psychologique oriente à penser à une "assistance" à la personne, mais dans l'écoute des femmes en demande d'IVG, elle n'est cependant pas que soutien et appui.

En dehors des examens concernant les pathologies, le grand public connaît et apprécie la présence des psychologues dans les circonstances de catastrophes et des traumatismes qu'elles génèrent. En principe tout psychologue n'intervient pas dans le registre du conseil. Dans le cadre de notre pratique auprès des femmes demandant une IVG, l'invitation à dialoguer était offerte à chacune. Revisiter la situation qui l'amenait à sa demande en a fait apparaître la complexité. Ces échanges nous ont montré la nécessité d'une *expression vitale par la parole.*

Comment se présentait un entretien psychologique dans ces conditions des demandes d'IVG ?

On remarque dans le malaise ou la revendication qui habite certaines femmes, bien des attentes qui diffèrent du besoin de réassurance. Celles là sont très souvent en quête de dialogue. D'autres ont des a priori, mais consentent à l'entretien, et s'en trouvent satisfaites, selon ce qu'elles en disent. Une troisième catégorie tente par tous les moyens d'y opposer un refus.

Lorsque la demande d'IVG n'apparaît pas en "détresse" visible, le dialogue maintient la singularité du face à face et invite tout autant la personne à *circonscrire en amont* les circonstances de l'apparition de cette grossesse plutôt inattendue. Parmi les femmes nous remarquons aussi des personnalités défensives. Il est probable que la confrontation à un tiers est ressentie alors comme une ingérence; on peut même nous attribuer à tort une intention dissuasive. Il y a celles qui ont suffisamment réfléchi, celles qui estiment qu'elles font valoir un droit et que sa "psychologisation," comme on l'entend dire aujourd'hui, est une contrainte ajoutée. Au départ, ces personnalités ne souhaitent pas entrer dans l'examen des *champs relationnels* venus se prendre en cet événement fortuit. Ces femmes déclarent que l'interruption de leur grossesse ne leur poserait à première vue aucun problème. Venue se glisser sous cet événement, et derrière la banalité affichée, se dévoile parfois une sorte de *déni,* du psychisme autant que de la réalité qu'il englobe. Ce déni risque de rejoindre paradoxalement, la position de ceux qui ne voient dans les IVG qu'une complaisance.

Mais après l'intervention, on voit éclater les sanglots et les larmes du "ce n'est pas rien." Si les premiers échanges enclenchent des réticences fortes, mieux vaut en rester à la mesure de ce qui est souhaité ou qui ne peut ou ne veut en être reçu. Les mêmes personnes après l'intervention, révisent souvent leur participation et acceptent, voire attendent pour ressaisir une parole qui énonce le trouble passager ou la satisfaction qui doit aussi se dire. Même les résistances et l'agressivité, l'indifférence affichée, toutes ces manifestations ne sont donc pas négligeables.

A l'impatience du "je n'ai rien à dire, je veux être débarrassée de ça", réplique le "ça n'est pas rien" qu'on entend après l'intervention. La psychologue en face propose d'ajuster la *patience du sens*, d'entrer dans le "pas rien,"[12] d'en *dilater* l'interrogation. Elle cherche à susciter l'au-delà d'une demande et de l'exposition des faits. Elle évite de réduire l'IVG à un espace vide et propose un nouveau parcours où le nivellement n'est pas souhaitable. C'est au cours de ce côtoiement quotidien et assidu que sont apparues les directions des réelles motivations au refus d'une grossesse. Si les motivations économiques de ce choix et du refus catégorique se présentent impérieuses, de nombreuses femmes n'y font pas même allusion. Les causes alors se présentent bien différentes du leitmotiv de ces difficultés sociales, susceptibles de soutenir l'interruption d'une grossesse venue par accident ou d'interrompre un projet et une possibilité d'enfanter. Ces considérations sociologiques ne sont guère qu'un *écran* masquant aux yeux de la personne, des difficultés subjectives qui au départ ne lui paraissent pas "faire le poids". Toutes ces rencontres nous ont appris que les raisons avancées, mêmes justifiées et manifestes, recouvrent très souvent d'autres préoccupations latentes. Celles-ci d'ailleurs viennent occuper spontanément le devant de la scène avec les doléances de la femme, à moins que ces plaintes ou ces révoltes ne s'introduisent subrepticement dans le discours qu'elle tient.

La présence tierce de la psychologue, formée à la *proximité à l'autre, en même temps qu'à la distance nécessaire,* aide à une verbalisation, non seulement de "l'accidentel" de l'événement, mais

---

12 Le terme de rien, le "res", désignait originellement la propriété, voire la richesse, les affaires à traiter. Il a pu servir à désigner ce qui reste, puis les choses par opposition aux personnes; par affaiblissement de sens, il a pris le sens vague et général de chose. *Dictionnaire historique d'A.* Rey, 1992.

aussi de tout ce qui vient s'y emmêler. La proximité garantit la mise en confiance, qui va permettre de souligner à chaque femme dans la mesure du possible ce qui est en jeu, et parfois les mécanismes des voies empruntées. La distance où ne s'engouffre pas une affectivité encombrante, offre la passerelle permettant de diminuer la tension, de dévier la focalisation trop insistante, et qui enlise la personne seulement dans le présent encombrant ou douloureux. Ce qui nous amène à ressaisir ce qui a enclenché ou occasionné, dans le cas d'une interruption, cette grossesse-là, et de ne pas s'attarder à la motivation du rejet qui est dans un premier temps tributaire de considérations sociales ou économiques. Si l'écoute psychologique en tient compte, ce n'est pas son rôle de s'y appesantir, mais d'en mesurer le *détour,* qui parfois voile la raison profonde de la décision de chacune.

Car la psychologie clinique dans son *éthique*[13] vise à examiner le *développement* d'une *situation* et non à définir le comportement qu'il faudrait maîtriser, adapter aux circonstances. Elle tente d'assister dans la mesure du possible à *l'éveil* ou au point de bascule d'une *identité en train de s'interroger,* probablement en de nombreux cas *de s'élaborer.* En tant que porteur d'un langage qui ne discrimine pas, et fait droit à toutes les dispositions, nous opérons ainsi dans le champ des droits humains, et non pas du management des consciences. Ici nous touchons la différence avec les approches comportementalistes, l'efficience appropriée et recherchée qui trop souvent vise à l'hypertrophie du "Moi". Le champ d'investigation de la psychologie clinique, tout en atteignant la conscience de soi, privilégie ici *ce qui du registre inconscient a pu déclencher cette situation*, et non pas ce qui la modifierait. Il ne remet pas le choix en question.

En même temps notre présence médiatise, se fait maillon du discours social essentiel au repérage d'une limite. L'interlocuteur que nous sommes, désigne la *loi* qui est la *même* pour toutes, et sa

13. Dolto F., "tout acte thérapeutique doit être articulé à une éthique". *Les étapes majeures de l'enfance,* Introduction IV, Gallimard, 1994.

fonction qui vient à réduire les inégalités, en ce domaine tout particulièrement.

L'entretien recueille bien autre chose que la demande qui amène les femmes. Rien que le fait de s'intéresser à elles en surprend plus d'une "qui dira sa surprise d'être aussi bien accueillie en ce lieu public..."

L'expérience clinique peut témoigner ici plus particulièrement du féminin. Mais lors de ces contacts, nous croisons aussi dans l'attente des femmes, la présence masculine dans la fonction de paternité qu'elle devrait assurer.

C'est tout *l'ensemble relationnel* qui s'expose à l'attention et au dialogue. Ce que nous constatons ce sont *les incidences* dont l'événement est porteur. Elles ne concernent souvent qu'indirectement la grossesse présente. Signalons que même en clinique des accouchements, M. Bydlovski a remarqué par exemple qu'il est fort peu question de l'enfant à venir, mais plutôt de l'enfant que chaque femme a été. Nous avons perçu les mêmes résurgences que toute grossesse peut faire surgir chez elle, et en particulier "les émotions de la petite fille d'autrefois" à qui son état "vient donner la parole"[14].

La médiation psychologique peut être l'occasion d'une relecture "ouverte" d'abord des relations intra-familiales antérieures. Si notre vie s'entretient également des afflux extérieurs, des orientations présentes, ces deux contextes se mêlent pour chaque personne singulière et viennent s'engouffrer dans le dialogue. Pour chaque femme, très souvent sa référence va d'abord à celle qui l'a engendrée et à la manière dont son propre accueil a été vécu. Il se passe comme *une reprise de conscience des liens,* un retour vers ses racines. Dans les cas qui ne font pas partie de nos propres références culturelles, il est prudent de mettre au clair l'acculturation de la personne, de voir ce qui fait référence pour

14. Bydlovski M., "ce qui est désiré est moins un enfant que la réalisation du plus vivace des souhaits infantiles". *La dette de vie. Itinéraire psychanalytique de la maternité*, PUF, coll."Le fil rouge", 1997, p. 65.

elle entre ses coutumes singulières ou les habitudes adoptées. Nous remarquons que la tension beaucoup plus visible, entre tradition et modernité, est seulement le grossissement des difficultés croisées en notre culture. La rencontre multiculturelle nous fait redécouvrir que l'essentiel est fort justement d'être d'abord rattaché à quelqu'un avant soi. Dans ce cas de figure, la revendication d'appartenance familiale apparaît au premier plan. La pratique clinique reçoit là, sa justification des investigations menées en cette direction.

Le lieu de l'entretien[15] est donc pertinent à l'analyse du comportement souvent paradoxal. L'entretien clinique n'est pas que réceptacle et nous a paru d'autant plus important que "tomber enceinte" ne soit pas attendu, et souhaiter une procréation devient un dilemme. La plupart des femmes explorent ce qui a bien pu déclencher une grossesse survenue parfois de manière abrupte et incompréhensible à première vue. L'entretien ponctue le fonctionnement qui paraît discordant ou qui interroge la mise en route d'une grossesse qui sera refusée. Tout présent réactive cet afflux des réminiscences qu'il faut aider à émerger, à mettre en mots. Mettre des mots, c'est toujours apprivoiser. L'entretien aide à soulever les questions qui affleurent avec la complexité qui rend l'événement opaque et parfois douloureux. Que l'issue soit acceptée facilement, logiquement pour certaines ou dans le regret et l'effroi pour leurs compagnes d'une même matinée, il s'agit de *saisir l'importance de ces grossesses accidentelles et la complexité* qui les imprègne, quand les pressions et les modifications de l'existence se font accablantes.

L'impérieux besoin en ce passage d'une *conscience de soi* qui apparaît, apporte les nostalgies qui s'énoncent, les revendications qui exultent à cette occasion. Les circonstances, l'échec contraceptif ou la surprise provoquée, déroutent et mobilisent l'ambivalence voire un désarroi sous-jacent. Notre présence convie

15.Benhamou O., "c'est probablement l'unique occasion qu'elles auront de parler d'elles", *Avorter aujourd'hui,* 2004, p.114.

dans ce lieu d'échanges à une *nouvelle circulation* des informations que les femmes sont en général prêtes à déverser. Cette libération surprend, qu'elle soit émergence du soulagement éprouvé ou désarroi venu se glisser. Si on a touché juste, on voit surgir toutes sortes d'incidents qui transitent et s'acheminent vers un certain étonnement et dans le meilleur des cas, un *discernement* par la personne de *l'enjeu* qui parait *soutenir son ambivalence.*

Il s'agit de *comprendre* dans le déroulement d'une existence, ce qui a contribué à l'arrivée de cette grossesse qui ne peut aboutir, et d'approcher ce qui *s'articule* avec des émotions antérieures et avec tous les remous qui viennent au jour. Nous pouvons dire également que nous cherchons *"l'enjeu"* que vient exprimer ce double événement. Double à plus d'un titre, puisque pour nous cette "traversée" revisite le *champ de la fécondité où psychisme et corps s'articulent"*[16]. En cet entrecroisement nous touchons l'unité du corps et de l'esprit qui l'habite, et nous avons perçu que l'enjeu qui vient à se dessiner a une *fonction* dans l'économie psychique.

Dans l'entretien la parole est conviée, et non pas injectée artificiellement. Parole de femme confiée, parole échangée dans la dualité de l'entretien et qui *rassemble vers soi.* Les propositions en slogans qui couvrent nos espaces visuels et auditifs sont tributs aux rouages de la société. Mais en ce lieu, et en cette situation, la parole fait basculer les discours autorisés, connus ou rabâchés, dilate le discours intérieur que chacune se tient. L'écoute psychologique s'oriente, se tient de manière à *entendre le non-dit sous l'esquisse du dit.* Les mots s'individualisent en chacun d'entre nous, comme la musique ou tout autre aspect "culturel", qui vont chercher leurs "accords", leurs résonances. La psychologie, c'est aussi le décryptage de ces accords.

C'est toujours une découverte que fait la femme peu à peu quand elle réalise tout ce qui afflue à sa mémoire en cette occasion.

---

16. Faure Pragier S., *Les bébés de l'Inconscient. La psychanalyste face aux stérilités féminines aujourd'hui,* Elle expose dans cet ouvrage, combien le *psychisme peut être perturbateur*, même dans les cas de stérilité dites "organiques". PUF, 3ème éd, déc. 2003.

L'antériorité d'autres événements qui encombrent vient éclater, ouvrir ses vannes, déverser l'inattendu. Une grossesse qui ne peut être que refusée est "un symptôme" qui s'est mis en "travers". Le dialogue cherche *un cheminement* qui fait déborder l'immédiateté de la demande et oriente vers le repérage de ce qui s'actualise dans la demande d'interruption. La parole clinicienne tente d'ébaucher un *courant*, vers la compréhension partielle de ce qui se joue, se confronte en chacune. Cette *mise en mouvement* est d'abord celle des *mémoires*[17] de l'être. En rapprochant les débris de la mémoire du passé récent ou plus lointain, le dialogue tente de faire *circuler des liaisons*. Le dialogue permet de repositionner les éléments apparus souvent de manière disparate. Cette chaîne de continuité pourrait introduire à dégager un sens à cet "accidentel" voire à mieux l'intégrer. *Donner sens,* c'est d'une certaine manière assurer une visée plus globale, *l'unité de l'humain* en nous, et en chacun, alors qu'à bien des égards nous sommes devenus des individus atomisés en petites sphères d'usages, où chaque spécialiste médical s'applique à entretenir, voire améliorer le juste fonctionnement de nos organes.

Au lieu que l'acte d'interruption d'une grossesse soit une séquence découpée, il se réintroduit sur un parcours. En développant ce fragment d'existence, au lieu de le réserver, de l'annuler, voire de le nier, *l'importance* et la nuance du *temps* et de sa durée apparaissent, car il y a eu un "avant" et il y aura un "après". Ici la *prise de conscience,* celle de retrouver l'unité de soi au-delà du parcellaire et de l'instantané, éveille à une réalité des communications inter-psychiques, celle du conscient et d'une présence enfouie et diffuse. La femme, presque à son insu, tâtonne vers ce quelque chose d'un autre ordre. S'approcher d'une réaction intime en la découvrant, c'est se rendre témoin de ses émotions, voire de ses émois enfouis. Nous avons croisé une femme parlant de la "spicologue". Y avait-il dans cette alliance sonore avec le spéléologue, effectivement, l'intuition d'une exploration des profondeurs et de leurs labyrinthes ?

---

17. Ferragut E., (sous la direction de) *Emotion et mémoire.. Le corps et la souffrance.* Masson. Cet ouvrage présente comment interfèrent mémoire cognitive, affective et corporelle.

Introduire un nouveau regard, une nouvelle réflexion pour la femme, rassemble les actions éparpillées. Solliciter ce qui n'était que latent, ramène l'émergence des éclats de soi qui affluent pêle-mêle, et permet *une élaboration* que même la femme peut dans certains cas formuler. La psychologue aide ou suscite les rapprochements qui tentent de se frayer un chemin de sortie. La mise en ordre par une articulation des éléments du récit, est presque automatiquement une *mise en sens* comme dans une série d'images qui reconstruirait le déroulement d'une situation. En percevant qu'elle peut traiter autrement ce qui lui arrive, la femme peut s'en distancier.

C'est le matériel clinique abondant qui nous a permis de reconnaître les *effets de l'inconscient,* venus s'exprimer en ces pulsations de la féminité sous l'aspect de la fécondité, et de son paradoxe, le refus. L'approche dans ce dialogue en multiples manières et toujours recommencée, creuse des galeries vers cet inaccessible, témoigne à chacune de sa singularité. Elle cherche à faire émerger ce qui déloge des repères balisés. L'interaction du dialogue, explore donc aussi le champ des contradictions qui affleurent ou s'affichent. Les femmes sont nombreuses à déclarer une opposition de principe à l'avortement, même si elle n'est pas rigide. Pour certaines la rencontre d'un autre-cette *alliance temporaire-* avec qui on n'est plus seul devant ses contradictions, est déclarée bénéfique car l'être humain ne peut faire du sens tout seul. Compte tenu de l'urgence, "la prise directe"[18] vers une part de la "vérité" inconsciente, amène la confiance, ce registre transférentiel. Le contrat temporaire arrive à fonctionner à cause de l'espace psychique ainsi entrouvert, mais également en raison d'un *moment ressenti comme critique.* La confiance paraît reposer probablement sur la tolérance perçue par la femme, à l'expression des pulsionnalités; elle accélère chez la consultante, le "travail psychique" sur un mode personnel.

---

18. Kristeva J., *Le génie féminin 3, Colette,* M. Klein pense que c'est la prise directe qui inaugure ce rapport transférentiel et rend le travail ultérieur possible. Gallimard, 2000, Folio essais, p. 88.

A l'approche de l'intervention qui d'une certaine manière peut être vécue comme effraction, c'est l'image du corps présent qui vient s'interposer. Mais nous recueillons également, même dans la parole, l'émergence du "corps oublié de l'enfance", car *l'image du corps* est notre *corps en relation.*[19] Celle-ci n'est ni figée, ni définitive. Par exemple dans la perspective de l'intervention mais aussi de l'anesthésie, si le corps est vécu comme agressé, la femme demandera à être "absente" avec une anesthésie suffisante qui lui permettra de ne rien voir ni sentir. Alors qu'une autre estimera avoir droit à la maîtrise de cet événement, à sa présence, au regard qui assure un contact visuel avec ceux qui l'entourent.

Provocation, marquage ou malaise, un couple d'éducateurs particulièrement agressifs envers tout le personnel hospitalier, comparait l'interruption à une "extraction dentaire."[20] Dans cette perspective, nous nous devions de leur signaler que ces deux interventions ne font pas référence aux mêmes lieux du corps. Ceux-ci n'entretiennent pas les mêmes relations, d'une part avec soi, dans la projection du devenir qui s'imagine, et d'autre part avec les autres intervenants.

L'écoute *revisite une place, une identité* en train *de s'élaborer.* L'orientation parfois infléchie par la psychologue, éveille la personne au fait que son identité intime est à la fois *complexe et unique.* Chacune est en *face d'une image de soi.* Cette ponctuation de l'événement traversé touche, selon l'âge, à *une identité à prendre ou à quitter.* L'enjeu, quelle que soit l'enveloppe idéologique qu'on lui décerne, polarise d'abord sur un des attributs de la féminité, l'être mère. A notre époque cette possible composante universelle de l'être du féminin ne serait plus un destin, mais un choix. Même cette "liberté" n'ouvre pas à la garantie de ne pas ressentir, à un

---

19. Dolto F., "c'est un corps de relations imaginaires peuplé des émois d'agression et de passion". *Au jeu du désir. Essais cliniques,* Le Seuil, 1981, p. 78.
"C'est la trajectoire de l'être humain incarné à la recherche de la complémentarité". p. 62.
20. Il ne leur a pas paru évident que cette "banalisation" pouvait "donner de l'eau au moulin" de nos détracteurs ...

moment ou à un autre, une agressivité qui vient lézarder l'uniforme bienfait d'élever un enfant. L'entretien permet de reconnaître, à l'égard des enfants déjà là, ces moments d'ambivalence si difficiles à accepter. Il convie ainsi la femme à la "gestion" de l'ensemble des signes souvent précurseurs à la mise en corps de la grossesse qui n'ira pas à son terme, et qui la fait souffrir.

En clinique des accouchements, des praticiens déplorent que *"la médicalisation intensive de la grossesse ait fait passer au second plan l'accompagnement humain."*[21] Les nouvelles directives conduisant à faciliter l'IVG à domicile, nous semblent de ce point de vue souffrir le risque d'une même lacune. Le médecin consultant aura-t-il le temps, la compétence, pour approfondir certaines "détresses" bien réelles?[22] On a constaté que certaines répétitions d'IVG avaient lieu quand on n'a pas accordé à la femme la juste importance qu'elle portait à cet événement insolite pour elle. Quand on n'a pas su ou pas pu en démêler les impacts ou la fonction dans l'économie psychique, le même "passage critique" peut se représenter plusieurs fois. Ce moment qui pouvait être crucial ou seulement une souffrance paraissant inutile, s'il a été évacué à la hâte, sans souci d'attention, demeure comme un socle favorisant la répétition d'actes manqués à plus ou moins long terme. Ils se présenteront peut-être également en avortement mais parfois aussi sous des formes différentes, manifestant de toute manière un tourment.

C'est sans doute parce que l'interruption revêt un caractère si dramatique dans certains cas qu'il est impossible de la considérer

---

21. Eliacheff C., *La famille dans tous ses état,*. Albin Michel, mars 2004, p.33.
22. ORS de Dijon. *Interruptions volontaires de grossesse. Tenter de comprendre la répétition,* (Etude sous la direction de Cynthia Morgny, sociologue) "Aujourd'hui on peut s'interroger: s'il est important que chacun des professionnels puisse faire appel à ce sens de l'humain, il n'est pas certain que le médecin serait dans les meilleures conditions pour examiner en dehors des préoccupations médicales, la situation d'IVG." janvier 2005, p.34.

comme un non-événement. La démarche psychologique s'abstient d'engouffrer sous le jugement définitif de réprobation ou d'approbation, les multiples "figures" de ce refus d'enfanter dans l'actualité qui se présente à chacune. Néanmoins l'interlocuteur psychologue n'engage qu'une ébauche de dévoilement.

Ce qui s'écrit ici apparaît rarement en totalité dans le face-à-face du dialogue. Ce que nous exposons dans cet ouvrage est un développement destiné à faire comprendre ce que recouvre un avortement. Il n'est absolument pas le décalque de l'entretien qui tente seulement de suivre avec la femme, les traces et les remontées d'un conflit ou d'une histoire ayant laissé un impact traumatique, venu seulement cristalliser à cette occasion. Nous posons des jalons que la femme peut recevoir. Il arrive toutefois que dans sa propre quête, la demande féminine incite à proposer une interprétation. Alors il est possible de capter le passage du sens; le corps et le visage se détendent, manifestent la reconnaissance du tourment qui atteint la personne, et dont elle pourrait se décharger.

Derrière la "figuration" qui d'une certaine manière se tient sur la scène de l'entretien, les femmes cherchent plus qu'à être écoutées. Certaines voudraient un "conseil", mais c'est souvent parce qu'elles ne savent pas formuler autrement ce qu'elles attendent. Les entretiens cliniques psychologiques en pré-IVG sont très souvent le lieu privilégié qui permet de parler, d'évacuer la pesanteur de toutes les dérives subies ou éprouvées, dont jamais l'intérêt humain ne s'épuise pour notre écoute.

Pour approcher l'impact d'une attention ordonnée au souci de la personne en face, et le désistement que l'entretien comporte pour la psychologue, entrons dans un bref aperçu d'une rencontre quelque peu chaotique.

Résonances.

C'est toujours chez la psychologue que s'échouent certaines révoltes. Un homme est venu nous supplier d'interdire l'avortement à sa compagne qui venait de le quitter, puis nous menacer. Entendre les séismes qui ébranlent ces couples, les motivations inconscientes qui soutiennent des propos revendicateurs peu fondés et ses dérives hostiles, canaliser l'angoisse détenue sous l'agression qui s'écluse ici, n'apportent pas l'apaisement définitif, pas plus qu'instantané. L'ombre portée par l'événement engloutit Yvan, et l'hypothèse avancée d'un sens à son angoisse le traverse, et explicitement se voit refusée. Une interprétation n'attend pas d'approbation immédiate. Elle a souvent besoin, pour entrer en résonance avec les sentiments de l'interlocuteur, de n'être point insistante, sinon elle demeure la nôtre. Elle doit circuler à travers l'histoire personnelle pour y être reprise comme sa propre conclusion, un peu plus loin, un peu plus tard. C'est ce qui s'est passé pour Yvan qui reviendra et se présentera alors comme celui qui a enfin trouvé la sortie en vérité de son conflit dévastateur.

Nous ne saurions lui dénier cet accord devenu sien.

Si la déontologie suppose de ne point prendre fait et cause pour ou avec l'un et l'autre du couple en présence quand les choix divergent, le partage est périlleux. Dans ce cadre, même avec la plus grande vigilance, la neutralité est un leurre. Le dialogue se fait à l'évidence dans l'intersubjectivité. Chaque intervenant, psychologue ou conseillère conjugale, qui ressaisit les paroles de la femme, avance vers de nouvelles directions, tente de tenir à distance sa propre subjectivité, et d'entrer dans l'objectivité que nous visons.

La démarche psychologique se veut différente parce qu'elle convoque nos *remous profonds* et prête l'oreille à ce que notre temps nomme *l'inconscient.*

Nous allons voir que l'inconscient joue sa partition dans ces moments critiques mais nous n'en apercevons que les effets. La psychologie clinique et la psychanalyse qui en est ici l'appui, nous conduisent à reconnaître que chaque identité y puise sa singularité.

2-Obstacles à la compréhension du sens de l'IVG

a- L'inconnu dans la "maison": l'inconscient.

"La tourbe inflammable de l'inconscient".

Vassili Grossman. Vie et destin.

"Nous sommes habités par notre propre inconnu".

Edgar Morin. L'humanité de l'humanité.

Notre manière d'aborder ce sujet s'oriente en relation aux découvertes de Freud, du postulat de "l'inconscient", et sur l'appui de notre propre expérience clinicienne.

Au quotidien, nous avons tous plus ou moins remarqué qu'une part de nos actes échappe à une totale maîtrise et à nos prévisions. Quelque chose se trame à notre insu. La psychanalyse est cette science contemporaine qui éclaire nos défaillances, nos détours, voire nos décisions et nos choix. Elle n'est pas spéculation, comme certains tenteraient de le faire croire, elle s'appuie dans notre pratique sur la reconnaissance de faits quotidiens. Nos desseins, nos résolutions, l'aboutissement souhaité que nous attendions et qui soudain sont rendus méconnaissables, se voient interrogés pour y démêler ce qui s'y tisse. L'inconscient serait à l'origine de tout ce que nous avons du mal à reconnaître, dans les projets inaboutis, les attentes déviées, les actes manqués, voire certaines pathologies surprenantes. L'inconscient est plage d'incertitude, il vient contrer le déterminisme qui conçoit seulement une cause linéaire et son effet.[23]

La psychanalyse n'a fait que reprendre en cette nouvelle approche celle de Platon chez les Grecs. Dans "le mythe de la caverne", il exposait que les humains ne sont pas conscients de la réalité. Et à la même époque Socrate suggérait de "se réapproprier

---

23. Thuan T. X., Ricard M., "tout est soumis à une notion d'imprévisible à long terme: le chaos est tissé dans la régularité, et l'imprévisible n'est jamais loin du prévisible". *L'Infini dans la paume de la main. Du Big Bang à l'éveil,* Fayard, Nil éd, 2000, p. 226.

son désir par la conscience", ce qui n'est pas sans évoquer la démarche psychologique dans l'entretien.

Selon les sciences humaines contemporaines et les découvertes récentes sur le langage, ce phénomène de l'inconscient est lié au fait que l'humain est un être parlant. Le langage est la base essentielle à l'hominisation, à l'humanisation. On a pu le constater au siècle dernier avec le cas de Victor de l'Aveyron, l'enfant-loup qui n'a jamais pu acquérir un statut avancé de l'humanisation. Bien qu'ayant biologiquement toutes les caractéristiques génétiques de l'humain, si l'acquisition langagière et l'environnement qui le soutient sont inexistants, le petit d'homme ne devient pas un humain capable d'échanges. L'expérience de Frédéric II, roi de Sicile (1296-1337), présente un autre fait historique bien antérieur. Aucun des enfants qu'il aurait fait élever en interdisant de leur parler, n'aurait survécu. Les potentialités génétiques humaines ne peuvent s'exprimer qu'à l'aide de la parole et *du système symbolique* que son usage inaugure en chacun de nous.

L'importance du langage nous est donnée dans ses manipulations perverses. Les agressions de viol ou d'inceste sont souvent assorties du détournement de l'approche affective, voire "éducative", par des *paroles qui abusent* l'enfant sur les intentions de l'adulte. Son usage devient pollution de l'esprit et du corps dont longtemps après, les influences retentiront dans le psychisme. Le risque est l'utilisation du "passage à l'acte" qui court-circuite l'échange langagier. Il est urgent de rappeler que ces comportements induisent dévalorisation de soi et de ses échanges.

Dans le domaine scientifique médical paradoxalement, plus les sciences avancent en matière de procréation médicale assistée, plus elles se trouvent confrontées à *quelque chose qui échappe* aux montages techniques d'assistance à la procréation. L'ouvrage que Sylvie Faure Pragier, psychiatre, psychanalyste, a consacré pour relater sa pratique avec les femmes dites stériles et en demande de

PMA,[24] confirme l'insidieuse présence de l'inconscient. Son propos souligne que "la stérilité est une manifestation essentielle d'un conflit profond"[25].

Selon notre expérience clinique "ce savoir inconscient qu'est le symptôme" la partition que l'entretien découvre, dévoile dans certains cas la "désintrication" pulsionnelle de l'agressivité. Dans l'acte produit "on finit par comprendre que c'est là une manière de se souvenir", dit Freud. Dans un ouvrage récent, G. Pommier[26] avance: "Lorsqu'un problème psychique ne trouve pas sa solution à son propre niveau, le langage, et qu'il se rétracte sur le corps, le symptôme organique en résulte".

Rappelons brièvement le témoignage de Fritz Zorn[27] (ce pseudonyme qui dit la colère), chez qui la maladie éclate alors qu'il est anéanti par le refoulement familial de toute expression, "éduqué à mort". A défaut de vivre, il a su mourir. En écrivant, il s'est ainsi réapproprié le langage, et la parole brimée.

Cependant, la reconnaissance de l'inconscient en tant qu'*instance psychique* ne fait pas l'unanimité. Le sociologue Alain Ehrenberg[28] rapporte la conception des maladies mentales du psychiatre américain Mitchell Wilson, pour qui "la notion d'inconscient n'a plus aucune importance". A. Ehrenberg ajoute: "la dimension temporelle est marginalisée, les symptômes ne prennent pas sens dans l'histoire d'une personne, les données statistiques remplacent la recherche clinique". Mais pour Susan Sontag, écrivain américaine bien connue, "la culture américaine est fondée sur l'amnésie"[29]. Ceci devrait nous alerter sur le refus cité, de prendre en compte la part inconsciente des mémoires de l'être.

---

24. PMA : procréation médicale assistée.
25. Faure-Pragier S., *Les Bébés de l'Inconscient. La psychanalyste face aux stérilités féminines aujourd'hui*, PUF, 3ème éd. déc. 2003, p. 8 et 9.
26. Pommier G., *Comment les neurosciences démontrent la psychanalyse.*, Flammarion, 2004, p.114.
27. Zorn F., *Mars,* Gallimard, 1979.
28. Ehrenberg A., *La fatigue d'être soi. Dépression et société,* O. Jacob, août 2000, p. 202.
29. Entretien à Télérama n° 2780 du 23 avril 03.

A notre place clinique, nous maintenons fermement que l'inconscient est non seulement un "visiteur", mais une *instance permanente* dans le fonctionnement humain. Il résulte d'un refoulement et ne connaît pas la contradiction; nous en mesurons seulement les retentissements. "Cette mémoire ancienne qu'on appelle un inconscient"[30] n'est cependant pas une connaissance obscure. Selon Freud il est "la nature intime du psychisme, lieu d'où les questions se posent". Souvent confondu avec le préconscient, on ne l'atteint guère que dans ses conséquences et leur analyse après coup. Il se profile dans les mises en scène dont l'humain est le théâtre.

Suivons quelques exemples qui appuient nos propositions du fonctionnement inconscient dissimulé dans nos actes, sous les apparences. Même chez les femmes qui paraissent mener leur destin selon volonté et détermination à s'éloigner des conformismes, nous pouvons remarquer ces *dérapages* qui traversent à un moment la trajectoire si bien préparée, aménagée. Dans une vie bien "maîtrisée, normale" la femme se retrouve enceinte subrepticement.

Le souci de maîtrise.

Josiane (28 ans) a pris tout en mains. Etre enceinte lui “coupe l'appétit” et son allant, elle se juge malade... Son ami s'est absenté "ceci est très satisfaisant”. Faire l'interruption de grossesse, c'est “son affaire” à elle, car “le partage d'un couple ne passe pas par cette décision”. D'ailleurs, la notion de couple lui est également étrangère.

Fille unique, elle estime que sa mère s'est “écrasée”. Elle évoque une éducation par un père admiré et selon des repères enseignés, introduits sous forme de proverbes et sentences. De ce code du bon sens, mode classificatoire et péremptoire, elle tire ses rationalisations. Et son plaidoyer en porte la marque.

---

30. Kristeva J., *Le génie féminin 2, Mélanie Klein,* Gallimard, Folio Essais, 2000, p. 314.

Sans insistance de notre part, elle reste à parler de *son refus de pilule*. Elle en désigne l'usage comme un "esclavage". Le choix du dispositif intra-utérin (DIU) désigné couramment sous le terme de stérilet, paraît inversement convenir à son souci de maîtrise. C'est pourtant d'un échec avec celui-ci qu'elle se trouve enceinte. Les *échecs avec cette protection* sont rares, mais, à la grande surprise des médecins qui contrôlent à la fois son déplacement possible et la durée de sa protection, quelques exemples sont signalés. Dans le cas de Josiane ce "comblement" à demeure, cette sécurité médicalisée incorporée, paraît lui servir d'écran, voire de substitut à une possible grossesse, par sa présence et sa permanence.

> Elle insiste sur "l'instinct" maternel dont elle n'éprouve "rien de tout ce qu'on lui en a dit". Elle argumente sa décision par le refus catégorique d'entrer dans une "certaine norme de maternité" qu'elle juge "mal assumée... chez les autres", alléguant que "les jeunes mères se déchargent de leurs bambins sur leur mère ou une autre femme!"

Alors qu'une idéalisation du rôle apparaît, un doute s'insinuerait-il en ce rouage si bien ajusté au refus? Josiane n'apporte aucune justification à ce jugement péremptoire. Quelles images l'ont conduite à ces allusions ?

A l'intervention, elle demande le temps que son corps va mettre pour que "tout soit rentré dans l'ordre" et lui "rende son estomac moins contracté"; elle s'inquiète sur "la position de son utérus", et d'une anomalie possible. A travers le bon fonctionnement du corps, elle revendique sa normalité. Elle tient à se démarquer de sa mère "écrasée" par les autres, à qui elle "refuse de ressembler." A la fin, c'est elle qui "écrasant" l'émotion, évite toute manifestation des sentiments. Bouclée, retranchée: son univers n'est pas bâti sur le sensible mais à travers des canaux, des formules qu'elle déroule ponctuellement. Mise à distance où elle se défend d'être dépossédée de quelque chose ou disponible hors de ses prévisions. Les barrages à toute expression sont nombreux, et pourtant elle est tombée enceinte... Le barrage du stérilet n'a pas non plus effectué son office !

Femme parée du pouvoir qu'elle partage difficilement, en dehors de sa référence au père dispensateur d'une sagesse organisée, précisément ritualisée sans être religieuse. Femme phallique dans le refus de la présence du"tiers", son compagnon inutile. Femme en contre-investissement maternel, où rôde une ombre "incestuelle", dans l'évocation fantasmatique du père.

Les failles de la programmation.

Lydie (25 ans) a navigué sur un parcours qu'elle voulait détourné de la routine. Au programme d'une adolescence militante MLF, elle a repoussé "l'idée d'être une femme au foyer", s'est lancée à la conquête de l'Amérique et de l'ami américain durant un an. Elle pensait confirmer... son rejet des "dogmes occidentaux et chrétiens," affirmer son adhésion à des valeurs imprégnées de bouddhisme. Son rêve, c'est d'atteindre d'une manière personnelle une règle de vie, une formule de sagesse, comme elle en résume brièvement à notre adresse les propositions spirituelles.

De retour en France, elle a poursuivi des études médicales. Depuis quatre ans, un compagnonnage accomplirait l'harmonie recherchée et une entente qu'elle décrit idéale. "C'est parce que vous êtes psychologue que vous ne me trouvez pas trop mystique." Il est vrai que nous n'émettons aucun jugement sur les valeurs qu'elle proclame auprès de "tous ceux qui ne la comprennent pas", visant en cela sa famille et certains amis. Elle n'a pas ici le loisir de s'étaler vers des considérations trop ésotériques. Dans la nécessité qui se présente, elle défend à la fois sa probité, la juvénile sincérité qu'elle manifeste en sa réprobation de l'avortement, venant à l'encontre de sa démarche actuelle.

Interne en médecine (fin d'études) Lydie, non seulement a négligé lors du rapport fécondant, la date de ses dernières règles, mais éprouve désormais l'amertume et le reproche qu'elle s'adresse d'avoir basculé dans les bras d'un autre que son compagnon. Incartade occasionnelle où laisser se dérouler les événements dans l'oubli de soi lui paraît incompréhensible.

La conscience était-elle si oblitérée qu'elle ait pu en pleine période d'ovulation, avoir un rapport (avec un ami lors d'une soirée) où aucun des deux partenaires n'ait utilisé de précautions? En connaissance de cause et à tête reposée, elle n'a pas non plus tenté d'enrayer par la pilule du lendemain, le début d'une grossesse quasi inéluctable dans ces circonstances! "Je suis pareille aux autres", conclut-elle.

Cette ponctuation amène Lydie à déclarer un projet d'enfant qui traverse le couple depuis deux ans. En dépit de ses affirmations initiales d'entente totale, le couple élabore lentement sa construction.

Dans l'obstination à rechercher les coïncidences de leurs désirs pour aboutir à la venue d'un enfant, l'harmonie s'échouait à réaliser ce vœu. Cette situation a-t-elle été un déterminant de sa lassitude énoncée? Lassitude devant le décalage de l'imaginaire et de la réalité jamais ajustée au présent. Même l'autre peut s'absenter du dessein partagé et de son approbation.

Dans cette épreuve, un véritable "jeu de dés", un coup de poker traverse *la mise en scène d'une autre quête.* Cette mise en corps d'une grossesse qui vient de lui échapper, conduit Lydie à une révision inaugurant des recommencements. Désormais elle envisage même le mariage! Elle avait cru repousser ce qui lui paraissait des entraves, ce non-lieu de son horizon adolescent. Malgré le déni actuel de ressembler à sa mère, l'acte d'interruption de sa grossesse la décale par rapport aux valeurs recherchées en période de contestation. "Echapper aux habitudes" peut devenir aussi une règle et buter à des limites. Lydie a déjà fait une fausse couche spontanée, il y a un an. Saisie par ses *lapsus d'existence,* elle paraît confirmer un désir en direction d'une maternité probable et probablement interrogée. Le fantasme de fécondité entrevu a envahi son destin actuel.

De sa vie professionnelle ne tombent que des bribes qui vont lui servir à rationaliser son refus. L'adéquation des connaissances médicales acquises vient à la rescousse pour tirer un trait devant le sujet blessé dans son narcissisme, qu'elle transpose elle-même, en "coup à son orgueil". Elle y conjoint la prise de médicaments qui menaceraient la vie du fœtus. Cette explication est la seule possible au rejet discordant où s'attise sa déception, et aux reproches qu'elle s'adresse. Dans cette "chute" elle trouve néanmoins la preuve et éprouve la seule certitude envisageable, celle de son souhait d'avoir un enfant et de ne le tenir et de l'obtenir "seulement de son ami ".

L'incidence d'être enceinte et faite mère, s'oriente durant un grand moment autour du pôle masculin. Lydie recentre intensément son récit à l'égard de cet homme-là. Elle découvre l'assurance que "l'épreuve fait croître" à qui s'en donne le regard, sinon la peine. Avec honnêteté elle fouille tous les accès au sens de ce qui lui est arrivé, dans un dialogue qui va se poursuivre longuement.

En résumé, devant ces deux parcours, nous pouvons entrevoir que la grossesse est surprenante. Ainsi "l'acte manqué" de la grossesse a joué le rôle de révélateur chez Lydie afin qu'elle puisse reprendre l'itinéraire d'une alliance possible. Chez Josiane, malgré la grossesse totalement imprévue, ce"détour incorporé", le repère nécessaire à interroger qui la délogerait de sa maîtrise de femme phallique, n'a pas pu apparaître dans le dialogue. Le symptôme qu'est la grossesse "surprise" désigne *l'inconscient* comme un *fonctionnement* empruntant des canaux imprévus, voire divergents selon les personnalités. L'inconscient sous des aspects contradictoires n'offre pas de modèles à éviter ou à suivre.

Chez une autre jeune femme, s'être laissée surprendre s'accommode mal avec son hyper rationalité et une propension à tout régler.

Assurance et dépit

Césarine (23 ans) nous défie de son souhait d'être mère célibataire, assurant du tremplin de sa jeune certitude que "80% de sa génération formule ou réalise ce choix!" Ce que ne désignent pas les statistiques! Sous ses propos déterminés, voire catégoriques dans un visage qu'elle tient fermé, elle tente de mettre à distance et à mal l'interlocutrice. En face d'un essai de notre part d'orienter le dialogue afin de saisir et moduler la motivation d'un choix aussi tranché, elle s'affirme solidement et lance une remarque: " Je vous ai perturbée" qui se veut ironique plus que compatissante... Son savoir, ses affirmations, ses options précises, y compris dans l'exercice de son travail qui éliminent l'incertitude, lui ont constitué une souterraine protection. Elle est toujours "armée" comme elle aimera le souligner par trois fois à propos de ses expériences, qu'elles soient professionnelles ou affectives. Elle tente de se garder de toutes parts de toutes les erreurs qui pourraient la faire dévier. Il n'est brièvement question de son ami qu'à travers la rupture qui vient de se conclure. Se situer avec délice et provocation dans le présent, là où "saisir le plaisir qui passe et partir quand on en a marre" l'oppose manifestement à notre génération, comme à sa mère. Césarine argumente sa décision d'IVG, par les risques encourus à prendre des médicaments tératogènes, sinon elle aurait "gardé cette grossesse" réaffirme-t-elle.

Les médecins ne figurent pas en haute estime dans son échelle d'appréciation. Elle s'attendait à une fausse couche par décollement spontané de l'œuf. Cette quasi-certitude tardant à se réaliser, il lui a fallu se résoudre à en passer par l'hôpital. Maîtrisant seulement la contraception grâce à son calendrier menstruel tenu à jour, et non plus par la pilule, Césarine fut déconcertée par le retour à l'improviste de son partenaire. Elle fut prise dans le tourbillon que lui procurait l'instant présent, oubliant ses repères personnels, ses précautions. Comment cette soudaine festivité vient-elle s'insérer dans sa logique désignée? De quel embarras relève le ton péremptoire qu'exacerbe probablement le calme de l'interlocutrice, qu'elle n'arrive pas à atteindre, pas plus qu'à en soulever les protestations ?

Sous l'assurance, émerge la lave brûlante de son dépit de n'avoir pas tout régulé, car elle était absolument contre l'IVG! Contradiction qu'elle n'a pas l'air ni le goût d'entendre. Mais elle est presque détendue quand de sa déception retenue choit l'affirmation de cette normalité-là, marque de sa qualité possible de mère, célibataire! Etre femme c'est ici *s'aligner à la modernité,* branchée sur l'image d'une mère célibataire, coller à l'ambiance qui lui présente son déterminant. C'est s'approprier un rôle, tout comme dans la société on est défini par sa profession. Sur cet horizon où s'appauvrit le questionnement et à défaut de celui-ci, l'avenir n'est déjà qu'un ajustement, presque une duplication.

Prélude au souhait oedipien, désir inconscient, la *fécondité sans homme,* se traduit universellement dans les mythes, et certaines femmes tentent de la réaliser. Cette volonté n'emprunte-t-elle pas dans la toute-puissance éphémère d'une transgression, une voie d'apaisement à la violence des désirs archaïques, et à l'impossibilité réelle d'assumer totalement l'interdit et la castration ?

Dans la situation suivante la préoccupation actuelle d'être une femme indépendante sera le souci majeur, pour une image de soi satisfaisante.

L'épreuve comme preuve.

Témoigner d'un statut de femme indépendante, paraît à première vue une préoccupation qui conduit Maud (32 ans) à mener des études qui lui assureront une position sociable enviable au regard d'un milieu familial traditionnel, où frères et sœurs occupent d'honorables postes. A cette piste qu'elle dégage, s'allie une composante tout aussi pressante à sa démarche d'interruption de grossesse. L'urgence est de se distinguer d'une appellation qui vient de son mari où il englobe sa femme et leur fille (8 ans) dans une grille de même tendresse pour "les petites". Il a paru nécessaire à Maud de secouer cette surprotection, "J'ai vécu comme une petite fille". La relation dans son couple a été selon elle, le prolongement du berceau familial d'où elle tente de s'échapper. *Période charnière,* où s'en accommoder et s'en débarrasser font assaut de leurs contradictions, pour mettre en sursis un réel désir d'enfant.

Après l'intervention, Maud se jette successivement dans les bras de la sage-femme puis dans les nôtres: étreintes et pleurs, entre représentation et soulagement. On accueille l'une en réajustant l'autre par la distance à préserver, afin qu'elle n'y engouffre pas sa dignité et n'y engloutisse sa réflexion. Par la parole encouragée, elle émerge de ses ambiguïtés en se démarquant d'une mère qu'elle voit comme une femme à principes, et de sa fille qui préfèrerait "un chien à un petit frère". En peu d'images, elle a précisé son territoire et ses limites de femme actuelle, émancipée enfin des tutelles tout en pouvant assurer, face à la génération montante, son statut d'adulte dans son regret réel de laisser échapper la possibilité du deuxième enfant. Elle prend ses marques douloureusement, car avoir une position sociale et avoir des enfants (sa mère en a eu huit) sont scellés dans la tradition et les principes qu'elle vient de détourner, pour se donner la preuve qu'elle a grandi, et qu'elle va se différencier aussi de "ces bonnes femmes", les compagnes de ce jour-là. Une mise au point devient nécessaire sur celles que Maud désigne en cette généralité. Qui est-elle au regard des autres? S'est-elle posée la question? A trop vouloir s'exiler comme un cas, on risque d'oublier que prouver et s'éprouver est en ce lieu une commune mesure de la féminité. Mais aujourd'hui ce qui compte pour Maud, c'est *se différencier* et nous pouvons nous appliquer à entendre sourdre l'une comme à ponctuer l'autre revendication.

Dans les situations féminines présentes, chez Lydie ou Césarine, on perçoit en filigrane, à côté d'une dimension sociale revendiquée, l'identification à l'image maternelle (cette réalisation dans la fécondité) qui n'est pas nommée, mais enchevêtrée au désir inconscient.

Etre mère est donc d'abord une question avant que d'être une réalité. Autant que d'être une question à soi à laquelle chacune en conscience serait libre de donner son assentiment, être mère est une question en elle-même.

L'attente de grossesse, la démarche délibérée qu'elle suppose, surtout depuis qu'on la pense programmable par les moyens contraceptifs pouvant en réguler le cours, est cependant "infiltrée de significations inconscientes qui viennent *faire retour dans cet étranger familier l'enfant*". Selon la thématique qui parcourt et soutient l'étude solide et récente de M. Bydlovski,[31] la *part inconsciente présente à tout avènement de l'enfant,* serait incontournable et fondatrice. Nous avons été sensible et à peine étonnée d'y reconnaître et d'y croiser dans les dynamiques qui président aux destins des enfants à naître, les orientations, les représentations symétriques de celles que nous

31. Bydlovski M., *La dette de vie. Itinéraire psychanalytique de la maternité,* PUF, 1997.

découvrions, dissimulées et sources de la mise en route d'une grossesse non aboutie.

Pour les grossesses qui ne sont qu'un détour passager et ne pourront achever leur terme, la question réside et reste cette assurance symbolique du féminin à prendre ou à reprendre. Nous verrons que ce verset inconscient transite à travers les *entrelacs des identifications et des discordances relationnelles.* Il infiltre les remaniements en train de chercher un chemin. Il ne vise pas à l'évidence et à fortiori unilatéralement un désir d'enfant.

Aborder l'IVG en notre temps, c'est en revisiter les tabous qui font encore obstacle à percevoir que l'IVG pourrait prendre sens dans une vie.

b- Les tabous.

"Il est plus facile de désintégrer un atome qu'un préjugé".

Einstein.

Le terme d'avortement stigmatisait l'aspect négatif de rejet, voir d'échec comme on le dit de n'importe quel projet, qui est arrêté, échoué. Ne le considérer que sous cet angle est un jugement de valeur, apposé globalement à un geste qui ne différencie pas les personnes. Connotation péjorative, degré zéro du sens, qui accable la femme de l'emprise du définitif. Notre langage actuel qui utilise l'expression "interruption volontaire de grossesse", apparaît beaucoup plus près de refléter le réel de cette situation. En effet, dérouler l'événement, sous ses deux phases suggère qu'on soit en face de *deux moments aussi décisifs* l'un que l'autre, un symptôme grossesse-IVG. La suite à donner à la surprise d'une grossesse, en général non appelée par un souhait conscient, est examinée volontairement et aboutira à son renvoi. Assembler les deux termes par cette "volonté" interpose et reconnaît à la femme un *temps d'interrogation et de réflexion.* Ce n'est pas pour rien que les entretiens, même s'ils n'étaient pas spécifiquement à visée psychologique, ont été proposés et institués. Pour notre part, nous avons considéré, souhaité, que cet *espace* ménagé à la femme *soit carrefour*, où rupture et continuité sont hébergées dans le dialogue *et à l'écoute* d'autres croisements, d'autres corrélations dans le psychisme.

Pour nous psychologues, l'interruption découvre chez la personne les illusions, les malentendus, tout autant que la méconnaissance du fonctionnement psychique, voire corporel, et bien plus que les errements de l'imprévoyance ou l'insouciance dont l'opinion l'accable dans les à priori. Le rejet d'une grossesse émeut évidemment "la tourbe inflammable" des remous profonds qui couvent dans le psychisme. Ils peuvent aller, nous le verrons, jusqu'à se tenir en *bascule* entre *vindicte et jouissance.* Nous pouvons nous trouver devant un *nœud incestueux* dont il faut extraire la pesanteur ou en face de ces *identifications défaillantes* d'un modèle maternel ou paternel au masculin.

Le tabou apparaît comme une vérité qui s'imposerait en sens absolu. Le tabou qui marque l'avortement nous est apparu dès les premières rencontres comme à dépasser. Ce que la femme dit d'elle-même, de son ambivalence, nous a néanmoins alerté. Si le "ça n'est pas rien" revient en leitmotiv, alors, c'est que cet événement a du sens dans sa vie, et qu'elle est peut-être là dans l'attente qu'on lui en dessine l'ouverture.

Par contre, ce que le regard extérieur habituel rencontre en toutes ces interruptions d'une grossesse, dont il ignore ou méconnaît la détresse et les soubassements, c'est également la coupure sur le vecteur des générations. Le différé inquiète; il atteint et trouble ce que les liens de filiation ont inscrit en nous du sentiment de continuité et de la capacité de transmettre et protéger. Cette apparence-là, ébranle aussi en chacune des appréciations, les fluctuations et leurs trajectoires, les incertitudes, les tensions que nous évoquons tout au long de notre réflexion.

Cette présence du possible mais à l'existence incertaine, dévoile les moments de rupture, de séparation, qui vont chercher tous ceux des"juges" et faire vibrer, en chacun ce rappel. N'est-ce pas une des raisons inconscientes des jugements radicaux? Le souhait d'"éradiquer ce fléau", comme on l'entend dire, ne contient-il pas également, en même temps qu'une insécurité fondamentale à l'humain, un fantasme de totalité dans l'emprise absolue qu'il éveille ?

Prendre position au sujet de l'avortement, c'est donner son sentiment, c'est-à-dire proposer à partir d'une subjectivité les jugements de réprobation ou de banalisation adoptés à cet égard. Nous choisissons tous, avec la conscience forgée par des références de critères d'existence, à savoir avec nos représentations. Comme pour de nombreuses opinions, l'information que nous avons est *partiale parce que partielle. Partielle* parce que nous n'en voyons que la partie émergée. *Partiale* parce qu'elle confronte ici notre sécurité et l'assise des certitudes à ce qui apparaîtrait comme son indicible défiguration. Nos attentes, nos idéaux, toutes choses reçues d'abord dans l'éducation et confortées avec le temps, se voient remises en questions. Chacun aurait peut-être besoin de déplacer son angle de réflexion, son point de vue, en essayant d'entrevoir un autre éclairage sur cet événement.

L'avortement porte une contradiction dans ses objets, ses buts, sa mise en scène suffisamment significative, pour qu'on l'ait longtemps considéré comme le paradigme des situations insupportables. Il soulève des protestations indignées, voire hostiles bien plus que les maltraitances dont sont victimes de nombreux enfants où certains trouvent cependant la mort. Mais la mutilation d'un être n'apparaît pas à des consciences, aussi graves qu'une absence en son "départ de vie" annulé et reporté.

En relevant seulement les apparences et ce que livre l'extériorité, on peut donc dire que toute personne parlant de l'avortement le fait à partir de références qui lui sont propres. Mais à l'évidence, cette *subjectivité emprunte* aussi son *point de vue* à *la collectivité de penser selon une époque et un lieu donné.* Ainsi, "Il y a un peu plus d'un siècle les crimes d'infanticides furent encore motivés par le caractère illégitime des enfants."[32] Actuellement, la procréation bien souvent est assortie aux conditions sociologiques et à ses régulations qui suscitent ou non la natalité. Un enfant par couple, injonction valable en Chine, ne l'est surtout de manière impérative que pour ce peuple.

Les opposants à l'avortement les moins virulents sont animés par la conviction, et la vision de l'enfant, cet "être *pré-confirmé* dans son humanité en tant qu'enfant de Dieu" comme le nomme Luc Boltanski. Si l'engendrement en des siècles de forte mortalité enfantine précoce, a pu selon l'image donnée en ce propos, prévaloir sur la sexualité, voire lui être "asservie", la modernité en a disjoint les expressions dans les revendications, sinon le long de toutes les existences. Pour nos contemporains, dans un monde sécularisé, cette approche où le champ du sacré était prévalent, ne serait plus ni une certitude, ni un registre de référence. Le retentissement de son impératif est soit assourdi, soit refusé. Une enquête récente du "Monde des Religions" témoigne qu'un pourcentage important de personnes n'admet pas l'ingérence d'une morale religieuse vue comme intolérante. Ses prises de positions catégoriques à propos de la contraception par exemple justifient cette appréciation. Dans le même temps où ce point de vue des opposants mobilise encore les débats et les ajustements, il peut néanmoins demeurer flottant dans les consciences comme interrogation.

Comment être, sinon indépendant, du moins à distance des dispositions de l'esprit à cet égard? Les investigations de la "psyché" élaborées par les sciences humaines modifient la compréhension des réticences et des tabous qui crispent ses représentations. Les présupposés de la psychanalyse peuvent

---

32. Boltanski L., op. cité, p. 364.

ouvrir une manière de soulever "le souci de l'autre", cet humanisme dont témoigne en principe tout psychologue. Le regard clinique adopte une démarche qui fait droit à l'énigme et au mystère de l'existence, ainsi qu'à l'émergence des capacités de chacun qu'il sollicite. En psychologie, refuser la dichotomie corps et esprit est une autre manière d'aborder l'humain et sa souffrance, son ambivalence.

Rappelons que dans toutes les mythologies des commencements de l'humanité, le *chaos* ponctue son émergence, son départ. Le chaos serait cette intrication-indistinction de création-destruction, aspect originaire où s'appréhende aussi le début de l'univers. Certains commentaires du chapitre de la Genèse dans la Bible, remarquent que la création est d'abord séparation et différenciation. L'homme a toujours tenté de disposer d'organisations de l'univers qu'il a reçu en partage. Toutes les sciences et les sagesses concourent à ces dispositifs qui sont régulation autant qu'ouverture et aspiration.

Si l'on veut tenter de définir "la vie", on s'aperçoit de la difficulté de concilier les expressions données au "vivant". Pour notre temps, selon que l'interlocuteur est scientifique, religieux, philosophe, biologiste ou l'un d'entre nous, les divergences se creusent. Les sciences humaines valorisent le désir humain, donc à priori la responsabilité. Elles définissent que l'humanité en l'être n'est pas un donné mais une acquisition. En notre temps, c'est plutôt autour de l'humain dans *sa relation à l'autre,* que se feraient les accords possibles. Axel Kahn, biologiste,[33] propose": C'est plutôt l'originalité de son univers mental qui caractérise l'humanité; le fonctionnement psychique reposant sur des mécanismes neuro-biologiques qui en constituent la condition sinon le déterminisme."

---

33. Kahn A., *Raisonnable et humain ?* Nil éd, 2004, p. 29.

Il faut dire aussi que le *statut de l'embryon* soulève des discours discordants. Actuellement ni la science, ni le droit ne peuvent accorder définitivement les opinions et entretiennent les batailles qu'il soulève, à propos de la recherche en biologie humaine. Le statut et la vision de l'embryon ne peuvent être délimités qualitativement, ils relèvent de l'adhésion à une "croyance,"et de la prééminence donnée à la spiritualité ou à la sensorialité. Les religions elles-mêmes ne se positionnent pas toutes de la même manière à cet égard.

De l'embryon, notre temps propose une pluralité de sens. Des questions posées à de nombreuses femmes, lors d'un protocole d'études, soumettaient à leur réflexion l'image du fœtus, sous trois options. Le fœtus relevait d'une vision malléable et pouvait être considéré en tant "qu'enfant," soit dès sa conception ou après quelques semaines de conception, ou encore seulement à sa naissance, (repère sociologique). Les réponses très partagées, voire divergentes correspondaient effectivement à des modes d'intériorisation d'un éprouvé, d'un fantasme ou d'un repère sociologique. De ce fait, on perçoit que si l'on touche et relève des impacts hétérogènes dans la population féminine consultée, c'est qu'ils sont animés, soutenus, par la subjectivité plus ou moins en phase avec "l'air du temps"et ses réponses au questionnement de l'être, et probablement selon la fonction qu'il vient tenir à ce moment-là dans le psychisme.

La vision de ce que représente l'enfant dans une société marque chaque période de civilisation: acteur économique, lien d'humanité, désir des dieux, désir proprement humain. Elle relève des sensibilités qui parcourent les sociétés et des impératifs de continuité, patrimoniale ou citoyenne. Les approches modernes qui ont investi *l'image de l'enfant* de représentations éloquentes, l'ont également paré d'une sensibilité que nous rapportons à nos propres réflexes ou sentiments. Il y a eu autour de l'enfant des ambiguïtés, reflets de nos propres indéterminations devant une ligne de vie constante, continue, comme ascensionnelle. On a confondu l'évolution des étapes de l'existence avec une vision ascendante alors qu'il semblerait bien que seuls l'intensité et les polarités des conflits qui habitent l'humain se modifient.

Autoriser l'avortement et son accompagnement, c'est le poser comme reconnu par la société. C'est admettre que l'acte de procréer ne serait plus un allant de soi, une fatalité nécessaire à la perpétuation de l'espèce. C'est accorder à *l'humain,* l'*essentiel d'être désiré* en notre temps dans l'échange entre un homme et une femme. Au-delà d'un destin, l'enfantement devient le choix d'une destinée, à accomplir selon une alliance.

Chapitre II

Panorama des écueils actuels à la maîtrise de la procréation.

D'une grossesse qui conduira à l'IVG on dit la plupart du temps qu'elle est un accident. Où commence cet achoppement des péripéties de l'imprévu? Le barrage essentiel à une fécondation étant à notre époque la contraception, observons cet initial dysfonctionnement à la maîtrise et au contrôle.

A - La contraception et ses aléas.

1-Les usages contraceptifs.

Entrons d'abord dans le quotidien de l'usage contraceptif, tel que les femmes le présentent et en appréhendent la pratique.

a- La norme en horizon.

"Affaire de femmes".

Ludivine 18 ans, a tenté un essai contraceptif durant un an au vu et au su maternel, paraît-il. Un arrêt à la suite de vagues malaises a entraîné une grossesse. La jeune fille a beaucoup attendu pour en révéler le cours à sa mère. Mise devant le fait accompli, celle-ci prend tout en main car il est impensable que le père qui a un rôle d'ordre dans la société soit au courant. Etant donné qu'un enfant hors mariage est un déshonneur pour une famille qui en a élevé six, la contraception n'avait également pas sa place. Ludivine éprouve soulagement et soumission, et la crainte de mécontenter ses parents prédomine sur toute expression concernant le geste opératoire à prévoir.

Dans la prégnance d'abolir même l'idée de ce "passage", c'est la mère qui rationalise la réassurance commune, le soutien et l'organisation de cette "sortie", l'hospitalisation de nuit, sans éveiller les soupçons paternels. La désapprobation à l'égard du geste d'interruption de la grossesse est rejetée sur le partenaire de Ludivine qui "n'aime pas les enfants"(!) et sera éconduit.

Les deux femmes en principe sont contre l'avortement. La contraception paraît relever seulement d'une protection conclue en arrangement avec les mœurs en usage. Elle n'est qu'une contrainte de plus dans l'existence. Les malaises ressentis chez ces deux femmes évoquent la menace que le père découvre l'usage de la pilule, ce qui a enclenché l'usage intermittent. Cet emploi ponctuel rappelle celui d'un médicament qui soulage temporairement. Chez cette jeune fille, les expériences nouvelles sont celles d'une adolescente cherchant à s'émanciper d'une tutelle paternelle ressentie comme trop exigeante.

Le mystère qu'un rapport amoureux enclôt ou déclenche, engage toujours quelque chose de plus, qui apparaît alors souvent quand s'aborde l'ombre portée par la grossesse inacceptable. Au carrefour des hésitations serait-ce une parenthèse cette grossesse mal venue, refermée en secret sur une adolescente à protéger? Serait-elle marquage pour signaler que Ludivine a grandi? Au moment où elle perd l'illusion d'être comme sa mère, l'avortement "*objet intermédiaire*", devient cette "*métaphore d'une cicatrice*", séparation qui renvoie chacune d'elles à des lieux divergents. Si dans l'immédiat l'interruption n'était "qu'une affaire de femmes", mère et fille se protègent, se réfugient derrière leurs barrages défensifs dans cette crispation autour du masquage en "inadvenu". Leurre qui s'exaspère maladroitement dans la contrainte de l'événement. Hors de l'affolement suscité par l'urgence, les deux femmes risquent ensuite de se retrouver confrontées à une sorte de "chosification" de leur choix, qui pourrait s'avérer violence sous la crispation à penser "que ce n'est rien".

Tout en tenant compte de leurs valeurs morales, le dialogue vise à glisser vers la contraception, qui fut concession à l'actualité, un regard plus fondateur, et pas seulement référé à la peur d'enfreindre la loi de la famille. Il est nécessaire d'insister ici sur l'utilisation contraceptive qui n'est pas qu'une protection contre le "pépin" éventuel, voire un pis-aller, un abri. Car l'usage du contraceptif vient signaler que la jeune fille oriente ses affections à l'extérieur du cercle parental, en même temps qu'elle s'éveille à d'autres sensations de plaisir.

L'entretien s'efforce de réintroduire ce moment de "passage" comme séparation opérée entre mère et fille, comme *transition* pour Ludivine vers son propre destin de femme. Nous entrons ici dans un dialogue à trois qui reste une tâche toujours inachevée, sinon ardue, à la recherche de pistes qu'elles seules parcourront.

Au moment de l'adolescence, on connaît les fléchissements de la vigilance, où la quête d'une orientation de soi peut d'abord errer dans ses choix. La contraception est témoin d'une aspiration différente, qu'il faut avoir en même temps que la détermination de l'usage, la lucidité d'affronter. Même timide, l'autorisation maternelle à la contraception, est acquiescement à une jouissance inconnue. La mère doit cependant dépasser sa connivence protectrice. Cependant il est parfois possible que son attention module le sens des tâtonnements de l'adolescente, dans l'éveil de la nouvelle rencontre affective.

On voit combien dans l'éducation, il faut débrancher la contraception de son *unique visée sécuritaire de réassurance.* La motivation de "tranquillité" est insuffisante et l'assurance que donne la protection n'est qu'une assise, une aide dans ce départ à la *découverte de soi et de l'altérité* dans sa relation au masculin.

Déplacement de culpabilité.

Les craintes des conséquences de l'usage hormonal d'une pilule sur une grossesse future, des séquelles de l'intervention menaçant la fécondité, envahissent l'entretien que nous avons avec Stéphanie (23 ans) et son ami qui l'accompagne.

> Tous deux sont au début d'études en biologie médicale. Leur origine commune et l'exil loin de leurs familles ont favorisé leur rencontre. Ce premier amour pour chacun a beaucoup soutenu Stéphanie dans son adaptation en France. L'évocation des références fortes à l'éducation familiale religieuse assez traditionnelle fait apparaître une certaine culpabilité. Les parents respectifs auraient voulu les marier. Mais le couple oscille entre des transgressions successives aux souhaits et exigences parentales et leurs propres aspirations. Les erreurs accolées aux divagations hors des sentiers protecteurs pèsent comme menaces sur leurs existences.

Ils formulent une demande formelle de réassurance d'une "règle juste", bien cadrée, à une instance extérieure, la nôtre en l'occurrence, pour se résoudre à utiliser une autre sauvegarde que le préservatif utilisé seulement en période inféconde. Cette nécessité d'un conseil à propos des conduites contraceptives à tenir, reste dans le *besoin de normes* qui jalonnent leurs existences. L'attente d'une parole comme garantie, décharge une partie de la tension et d'une culpabilisation latente. Pour Stéphanie et son ami, les sollicitations internes et externes si différentes de leurs éducations, ont modifié radicalement leur tracé de vie. Ils se sont laissés enfermer dans des dilemmes. Aux craintes exagérées, exaspérées, ils ajustaient des précautions minimales. En parallèle aux libertés qu'ils abordaient, courait un compromis pouvant apparaître comme entaillant peu leur adhésion aux obligations qu'ils revendiquaient idéalement, comme étant aussi les leurs.

Cette grossesse a entrouvert le questionnement. L'entretien accueille ce désarroi qui cherche une issue. Leur malaise une fois exposé, les introduit à en réinterpréter les termes, à en modifier le cours. S'ils viennent d'essayer l'ébauche de se démarquer des générations précédentes, elle est ici malencontreuse. Mais ils sont seuls en possibilité de reconsidérer leurs marges de référence sans totalement les renier.

Que l'éducation soit religieuse ou laïque, l'intégration des ambiances parentales ou celles transversales des groupes, instaure dans l'enfance, voire l'adolescence pour certains, rigueur et exigence morale. La dérogation opérerait une coupure dont la charge émotionnelle doit être prise en considération. "*Le respect de la personne passe d'abord par celui de ses convictions*"[34] et du sens que celles-ci inscrivent en l'être. Sous peine de les nier, pourquoi s'obstiner à les décharger de la culpabilité, comme certains accompagnateurs, croyant soulager, s'empressent de le faire ? Simplification, contre-pied à ceux qui accablent, mais qui peut devenir une nouvelle violence en cette volte-face.

34. Frydman R., *Dieu, la médecine et l'embryon,* O. Jacob, 1997, p. *120.*

Le contrat envers soi et l'idéal intériorisé que la psychologie nomme le sur-moi, ne peut être désigné seulement comme passéiste et périmé sous prétexte de modernité. Actuellement le sentiment de culpabilité prend des détours et ne s'affiche pas directement. Cette disposition, qui soi-disant ferait défaut à nos contemporains par rejet ou par indifférence à toutes ces notions, traverse néanmoins de nombreuses réactions défensives, et peut même se présenter sous forme inversée d'agressivité, d'accusation d'autre que soi. Elle peut se déployer en doutes excessifs, en craintes, nébuleuses de précautions et d'échappatoires à son énoncé. La culpabilité, *figure de conflit*, découvre la position *ambivalente* par rapport à soi et ramène au questionnement, si on veut bien le saisir.

Culpabilité et morale d'existence beaucoup de femmes que nous rencontrons en font néanmoins état. Nous constatons ainsi que ni l'un ni l'autre de ces sentiments n'enrayent ni le choix d'une IVG, ni surtout au préalable "l'accident"de la grossesse.

L'idéal de soi.

A se mesurer à la norme et aux références sociales ou morales qu'elle avance, Solange (22 ans) se piège et s'épuise. Elle a préféré se marier et garder l'enfant trop tôt survenu à seize ans. Divorcée à dix-huit, elle a mené une vie décrite comme laborieuse et stable de mère célibataire, grâce à la garde de sa fille par ses parents. Elle cherche le compagnon idéal, s'emballe facilement et utilise la pilule tout en se disant frigide par cet usage : "quand je n'en prends plus, je me sens entière". Atteinte d'une métrite, Solange n'a pas pris soin après guérison de "se protéger" suffisamment, car dans son esprit l'idée qu'elle n'était plus "normale" s'était installée. C'est elle qui se demande si elle ne voulait pas se prouver qu'elle n'était pas devenue infertile. "Sans pilule, je suis obligée de ne pas avoir de rapports. Avec, je me sens trop libre et plus capable d'enfanter." Solange se pose des limites qu'elle n'est pas apte à tenir et jongle avec ses dilemmes.

Il n'est aucunement fait allusion de ses sentiments maternels envers sa fille. La seule mention de celle-ci porte sur le fait que cette jeune femme aurait voulu "lui donner un petit frère comme tout le monde". Le père de l'enfant, remarié, vient d'avoir une autre fille il y a un mois !

L'arrivée de cette demi-sœur pour son enfant a pu déclencher chez Solange une polarisation vers sa propre fécondité, génitalité. En outre, elle s'est fabriqué un idéal qui a peu de correspondance avec la réalité, vécue plutôt dans une certaine impulsivité, et elle est blessée de ne pouvoir correspondre à ce qu'elle imagine. Il semble qu'elle porte le passage à travers l'étape de maternité précoce comme un poids qui n'était pas à la mesure de son âge et de ses possibilités, poids auquel elle ne s'est jamais vraiment ajustée sinon par des "rattrapages" qui n'aboutissent pas. Seules les années et un essai de relecture de ce passé comme nous en tentons ensemble l'approche, peuvent étayer une autre vision. Le jugement est encore peu élaboré, et la pulsion de la satisfaction d'être "normale" se déguise en "envie" d'enfant.

b- Au zénith du "naturel".

Concilier des divergences.

Sandrine (23 ans), étudiante en sciences, n'a jamais eu recours à la pilule, car ce n'est pas "naturel". Un système de comptage qu'elle gère, lui permettait de surveiller les périodes de fécondité. Rempart qu'elle a négocié avec ses convictions et celles de ses parents. Elle est la dernière d'une fratrie de sept enfants. Son père, médecin en retraite est intransigeant sur la prise d'hormones tout comme sur la morale sexuelle qu'il préconise. Il n'a jamais été question d'aborder le sujet d'une contraception en dehors d'une approche médicale.

Si l'IVG est proscrite, un enfant hors mariage l'est tout autant et la conduirait à se voir exclue du cercle familial où frères et sœurs ont fait l'honneur d'une vie parentale menée selon des principes stricts et organisés.

Même à notre époque, il est fort difficile pour une jeune fille tiraillée entre sa culture familiale et celle de sa tranche d'âge, d'opérer un choix radical. Ou elle dissimule ou bien elle s'oriente vers une séparation qui ne peut conduire qu'au déchirement réciproque.

Sandrine s'est installée dans un compromis sur lequel repose sa propre gestion contraceptive. Ses calculs la mettent à distance des strictes exigences paternelles tout en respectant le savoir du père et lui accordant allégeance sous cet aspect "naturel".

Le terme de "naturel" ne vient là que comme bouclier. Lucide sur l'ambivalence entretenue, ce que Sandrine évoque nous permet de pointer en outre qu'elle est entre errance et recherche. Elle vient de traverser une année d'étude où un léger fléchissement ne correspond ni à ses capacités, ni à ses visées d'avoir un diplôme lui permettant d'accéder à une certaine indépendance dans le couple qu'elle entend bien former avec son ami. La mise à plat de ses contradictions par le dialogue construit un lieu d'apaisement qui ne gomme pas son malaise profond exprimé, mais la restitue au contraire dans le déroulement des interrogations que recentre "l'accidentel de la grossesse". Elle peut y cerner les frémissements d'une liberté qui éclôt à travers l'affirmation de ses déterminations encore un peu hésitantes.

Le refus de la pilule lui tenait lieu de paravent, lui masquant celui de tous les carcans, de toutes les contraintes qu'elle considère les siennes. Relier ces disparités, ces tiraillements d'identité en train de se modeler, les lui rend accessibles pour une refondation, même à travers cet échec.

c- Les arrangements personnels.

Réticence et liberté.

Le *refus global* de contraception est rare. Il se manifeste à l'encontre du contraceptif oral et il est légitimé en ce cas par des arguments très éloignés entre eux en apparence, et qui expriment, néanmoins souvent, un besoin d'*absolutiser* ce refus.

Ainsi, le refus d'Alexandrine (18 ans) pour qui cette utilisation ne peut être compatible avec les "découvertes majeures" en ce premier et fabuleux amour….

Sylvette, (17 ans), élève de seconde ne connaît du cycle qu'une approximation de sa durée. En premier lieu elle l'estime à vingt et un jours (quelle évocation du règne animal vient s'interposer là?). Puis elle se hasarde à l'énoncé de vingt-huit jours. Elle a entendu parler de la pilule sous la forme de tous les inconvénients médicaux que celle-ci peut entraîner. Elle ne l'a donc pas utilisée.

Sylvette vit sa relation selon une image idéale et son corps dans une relative abstraction. Six mois de bonne entente en un premier amour, et la première relation sexuelle venant témoigner de cette connivence a été immédiatement fécondante. On remarque souvent cette *incapacité à anticiper les conséquences d'un choix*, à prévoir ses conduites en amont d'un changement dans le cours et l'évolution des relations amoureuses. La projection idéaliste est telle qu'une image accidentelle peut à peine affleurer à l'esprit comme une supposition sans support dans le réel. Supplanter dans l'imaginaire l'objet amoureux de ses pensées par une vision réaliste, c'est venir troubler le miroir où s'esquisse le contour du féminin.

Si manifestement une bonne information a soulevé cet aspect préventif et les conséquences à s'abstenir de l'usage recommandé, on voit des conduites plutôt irrationnelles.

Ainsi, Eulalie, pharmacienne, (32 ans) conseille à ses clientes de faire usage de la pilule. Mais pour sa part, elle avance la rationalité de son savoir et proteste "qu'on a peu de recul pour en définir les effets ". Elle revient pour la troisième IVG...

A l'évidence il faut trouver une autre issue à sa conduite, que la condamnation classique pour méconnaissance, et surprendre un défaut d'information. L'examen de son parcours fait apparaître les failles de ses contradictions. Nous percevons sous le refus systématique de "ces hormones" et selon ses quelques réponses, un reliquat d'*absolu adolescent* qui persiste à maintenir certaines exigences, le long d'expériences amoureuses insatisfaisantes. L'injonction informative selon le schéma d'un stimulus-réponse est là aussi insuffisante, impuissante.

Les réticences, voire les abandons du contraceptif oral sont souvent assortis de craintes des maux et des modifications corporelles qu'on lui attribue. Objectivement, on a remarqué l'apparition de phénomènes de somatisation où l'arrière-plan intra-subjectif se dissimule.

Le contraceptif peut être assimilé à un médicament et englobé sous une même aversion. Nous avons désigné ces refus justifiés par des craintes vagues ou des avatars physiques succédant à un essai de prise contraceptive, comme une sorte *d'aversion morale.* Il n'est pas évident dans un premier temps d'en discerner les véritables soubassements. Dans ces glissements de motivations, l'usage contraceptif paraît plutôt être source de conflits intérieurs, ponctuels ou durables, mal reconnus, mal gérés. L'utilisation vient bouleverser certaines personnalités, et cette innovation dans le cours d'une existence peut même en ébranler la structure.

Pour certaines dont les essais et tentatives amoureuses ne sont pas concluants, l'intégration de l'être femme n'a pas suffisamment cheminé, soit en raison d'expériences affectives défectueuses, soit accotée de réelles impossibilités ou vicissitudes de la sphère du contact physique. La "liberté" est mal intégrée et le moyen contraceptif se présente comme ce qui ne leur permet plus de refuser un rapport.

"L'aversion morale" peut être adossée à une interdiction qui se décline comme on l'a remarqué en non-respect de la nature. La "nature" se définit en contre-pied des contraintes et des dérives de notre société marchande et la production "chimique" du contraceptif fait partie des refus énoncés tous azimuts. Bien souvent cette option a pris le relais de l'interdit porté par la religion. Si celle-ci retentit encore dans les consciences, elle est très peu évoquée en soi, mais comme une référence familiale.

d- Arrêts et absence de contraception.

Porter le tragique.

Le tragique peut être la brutalité du décès d'un proche (Marie) ou celle d'une déception amoureuse qui broie la confiance accordée (Olivia). Le désastre d'une relation sado-masochiste qui ne peut se dégager de son emprise (Marjolaine) ou le fantasme de l'enfant mal formé (Anouk) sont également figures des drames ou des perturbations qui traversent le quotidien.

Voyons-les ponctuellement.

Marie (30 ans) engouffre son désarroi après le suicide de sa sœur par un refus d'attachement et l'arrêt de sa contraception après dix ans d'utilisation. L'agressivité de son attitude ne s'adresse pas à nous mais au vide de l'absence, au désordre qui accompagne tous les investissements en direction du masculin et celui qu'elle désigne dans la mésentente initiale à son père. La peur de l'absence, la sienne, lui fait refuser l'anesthésie générale, s'adosser à l'irrémédiable de la perte qu'elle a décidée ici de contrôler.

De ce fait, elle assume dans la conscience de soi, déchirée mais lucide, voie extrême, ce travail de deuil, paradoxe qui stupéfie certains soignants.

En dépit d'une allure qu'elle voudrait " dégagée ", Olivia (19 ans) se montre très émotive et désemparée. La relation engagée depuis quatre mois elle l'avait crue durable et voilà qu'elle s'effondre dans la cruelle réalité annoncée de son amant marié depuis sept ans. Il y a un mois et demi, au moment où elle a obtenu cette révélation, elle a brutalement interrompu la prise de pilule sans même s'en rendre compte…

Naïveté, accrochage immature au moment où elle a dû quitter sa famille pour travailler il y a six mois. Tout s'est enchaîné sans qu'elle puisse compter sur quelqu'un d'autre qu'elle, et sur cet homme qui "pouvait venir lui tenir compagnie tous les soirs après son travail"

Qu'a-t-elle voulu poursuivre ou retenir derrière cette rivalité connue? Elle ne saurait rien en dire. Dans sa confiance bafouée, cet arrêt lui a échappé comme une protestation qui se retourne contre elle. Risque pris à son insu tel un défi, punition dans l'attente insensée totalisante et plus pressante de l'amour idéal ou croyance latente qu'une paternité opèrerait un revirement à son profit? S'ébauche dans ces marges l'épreuve de la séduction où boite sa féminine solitude.

Encore une "figure du masochisme".

Pour retenir son partenaire, Marjolaine a accepté de lui faire confiance pour la maîtrise de leurs rapports. A 25 ans elle habite encore dans sa famille. Elle a rencontré cet ami, son aîné de dix ans. Il reste discret sur son passé d'homme marié, divorcé ayant une fille qu'elle suppose avoir dix ans. Il dispose d'une autre maîtresse. Tout comme il dirige une entreprise, il entend décider de tout avec "ses femmes". Elle justifie par une certaine fierté son acceptation du manque de dialogue et la manipulation de ses choix (elle aurait gardé la grossesse qu'il a totalement refusée) pour masquer son impossibilité de se sentir seule et négligée. Elle n'est pas prête à faire le deuil de cette relation, pas plus qu'à quitter ses parents malgré une expression de rancœur énoncée. Passée cette évocation, Marjolaine reprend son attitude flottante sur le parti à suivre et ne peut s'engager à prendre la pilule.

Sur une problématique de nature fusionnelle en ce chassé-croisé aux résonances perverses s'échoue toute réflexion. Le jeu sado-masochiste désoriente et obscurcit tout discernement.

Les peurs en apparence irraisonnées s'expriment également à l'égard d'une grossesse trop rapprochée d'un arrêt de pilule, alors même que celle-ci fut programmée dans l'éventualité de la conception future. Le fantasme de l'enfant mal formé suivant l'utilisation contraceptive de longue durée, le défaut de maîtrise du souhait attendu, du souhait qui se réalise trop tôt, à contre-temps, tous ces éléments opèrent souvent un rejet de la grossesse, et du télescopage de l'imprévu.

Le fantasme s'étaye chez Anouk (19 ans) sur une parole créditée sur ce qu'elle a entendu dire du handicap possible avec la prise contraceptive, d'autant plus facilement qu'elle a un père en invalidité et qu'elle se destine à être un soutien éducatif en direction d'enfants infirmes...

Les *arrêts* de pilule spontanés, *réactionnels,* ponctuent aussi des événements significatifs comme les séparations de couples. La réaction est d'autant plus brutale que ceux-ci étaient plutôt fortement constitués.

Parfois les arrêts sont césures intentionnelles "afin de pouvoir refuser l'éventualité d'autres rapports", démarcation du reflux de leur qualité de femme en relation à un homme, arrêt signifiant de cette double perte et de l'exil, marque forcée et opératoire d'un deuil. En ce point, on saisit l'articulation où prendre un contraceptif peut devenir l'enjeu des manipulations du désir de l'autre. Certaines femmes craignent d'être traitées comme objet sexuel et elles reprochent à leur partenaire de les pousser à se protéger pour en "profiter".

e-Variations temporelles de l'ovulation.

La reconnaissance par l'investigation des *événements ponctuels* précédant le rapport générant une grossesse accidentelle fait apparaître de bien étranges coïncidences. Nous avons toujours tenu à en souligner aux femmes la probabilité d'interférence sur les retards ou les avances du premier jour des règles. C'est par dizaines et non selon quelques cas isolés que nous avons pu en relever les corrélations.

L'usage de la pilule laisse peu de place à l'observation des irrégularités concernant les rythmes menstruels. Ce type de cycle nouveau y devient découpé en périodes bien repérables et ne donne de cette temporalité du corps qu'une image plutôt aseptisée.

Déplacement *accidentel* de l'ovulation:

Modèle des répercussions traumatiques à l'origine de nombreuses grossesses, le déplacement accidentel de l'ovulation apparaît incontrôlable et brutal.

Valentine (35 ans) a eu un bras immobilisé. Dynamique, elle a peu réduit ses activités. Le choc a sûrement retenti sur l'ovulation et occasionné un retard dans l'apparition des règles dont elle n'a pris conscience que trop tard. L'utilisation du préservatif selon des calculs périodiques bien mesurés auparavant, car basé sur une grande régularité des pertes menstruelles, n'a pu jouer son rôle épisodique assuré. Valentine souligne le déclenchement d'une angoisse, les brusques variations de son humeur et le sentiment "curieux d'avoir eu plus peur que d'habitude de tomber enceinte".

On ne saurait assez avertir de ces changements ponctuels opérant sur le déclenchement ovulatoire quand dans la routine quotidienne viennent s'insérer des à-coups anodins et à fortiori ceux qui ne le sont plus du tout ou qui ne paraissent pas tels. Chez une personnalité qui avait un bon contrôle sur les conduites à tenir, rien n'est plus désagréable que la situation de fragilité qu'entraîne l'apparition d'un événement intempestif. Choc physique et choc psychique s'étayent mutuellement pour s'inscrire et perturber les rythmes auxquels est accordé le corps, en ses pertes régulières et annoncées. En place se manifestent des décharges hormonales et végétatives où basculent les repères.

Quand on parle des perturbations, il faut non seulement considérer celles qui amenuisent le corps en atteignant ses performances ou sa mobilité, mais encore évoquer les bouleversements sociaux et leur cortège de mise à l'écart, par chômage, fermeture d'entreprise et toutes les *agressions qui traversent le corps social* dans les mutations ou transfert d'espace.

Dysfonctionnement

Un incident pulmonaire, un premier mariage engagé trop rapidement et un divorce deux mois après. Nouvelle union et l'abandon des études pour soutenir un mari encore étudiant, Carole évoque tout cela pêle-mêle sans que nous puissions en restituer rapidement la chronologie. Une fois le puzzle recomposé, nous pouvons saisir qu'en ce second mariage elle a trouvé l'apaisement et la satisfaction d'une situation socialement aisée après ces années mouvementées dont elle essaie de tenir le souvenir néfaste en respect. Elle en parle après ce premier jet, d'un ton uniforme qui la dépossède de sa sensibilité pour mieux tenir à distance les impacts non cicatrisés. A trente ans, elle a deux enfants souhaités et obtenus grâce à des traitements consécutifs à une longue et pénible aménorrhée de huit ans. Et voici que cette troisième grossesse lui "tombe sur la tête". Cette image fait choc en paradoxe aux enfants désirés et qui "n'arrivaient pas," à une fausse couche survenue à la suite de l'échec d'un traitement.

Cependant la stabilité est encore à venir. Carole et son mari sont professionnellement dans deux villes éloignées de huit cents kilomètres, et les enfants sont gardés très souvent par leurs parents là où la ville et la famille sont racines et relais. Un rapprochement est prévu, mais cet horizon est trop précaire pour engager la venue d'un enfant. Un essai de pilule a déclenché un cycle hémorragique tous les dix jours et Carole refuse le stérilet, qu'elle considère en "objet intrus".

Cette troisième grossesse, qui est venue les surprendre, "les menacer"("leur tomber sur la tête"comme elle l'exprime) est assimilée à tous les dysfonctionnements qui furent son lot. Il semble que tout ce qu'elle a supporté dans son corps et dans ses aspirations se condense dans son choix actuel. Celui-ci porte la révolte du "trop plein enduré" et ce besoin de "souffler" qui s'exprime si souvent chez les femmes. Envahissant la fin de l'entretien, tous ces sentiments à peine voilés, ramènent dans une revendication les multiples violences portées à sa condition féminine d'où émerge ce refus aujourd'hui.

Déplacement *réactionnel* au stress social.

Dany (43 ans) est menacée de licenciement. L'insécurité qui pèse sur son avenir de femme bien insérée dans la gestion d'une entreprise s'est immédiatement reportée sur le déroulement de son cycle qui lui a manifestement souligné un désarroi qu'elle voulait se masquer.

Ce moment de fragilité d'une femme conduisant fermement sa vie de mère divorcée élevant deux enfants l'a laissée désemparée et lui enlève également les illusions entretenues à l'égard de son ami. Leur entente s'effrite. Il comptait beaucoup sur la force de caractère de cette compagne et se voit dépossédé à son tour de ce soutien. Il est lui-même acculé dans des impasses et il ne peut supporter que Dany "craque". L'appui qu'elle apportait assurait la cohésion parfaite du couple.

Présentement tout s'écroule et il s'agit pour elle d'opérer dans le même temps des deuils décisifs en ces circonstances qui majorent sa déception.

Principe de plaisir et changements

Si on veut bien retenir parfois l'effet du stress, des difficultés, des perturbations produit sur le déroulement du cycle féminin, on s'attache beaucoup moins à l'exaltation que la surprise ou simplement l'enthousiasme devant l'aboutissement heureux d'une réalisation enclenche chez la personne. Le principe de plaisir et la *dynamique de l'émotion* ramène quasi automatiquement un moindre éveil de la conscience, mais assurément une décharge des systèmes hormonaux régulateurs de toute l'économie présidant au fonctionnement émotionnel. Au registre psychique, le principe de plaisir renfloue des zones archaïques et parfois le déploiement d'un impérieux besoin fusionnel du contact.

Henriette (41 ans) présente son itinéraire comme accompli sans apparents soubresauts dans un couple qui "marche" aussi bien que le commerce familial, et qui a élevé trois enfants bien venus. Un essai de pilule durant trois à quatre mois ne l'a pas convaincue de ses bienfaits mais plutôt "rendue nerveuse". Le couple a repris la pratique du "retrait" et cette méthode leur a paru bien ajustée aux périodes d'infécondité. Bien réglée, sans aléas de santé, Henriette n'a pas pris en considération un voyage agréable effectué "en amoureux", fantaisie exceptionnelle pour leur emploi du temps et leur routine. La fécondation paraît se situer durant cette liberté accordée et ceci malgré leurs précautions usuelles.

Seul un déplacement d'ovulation explique cette erreur. Délogés de leurs habitudes, les rythmes féminins se sont emballés.

On peut poser une hypothèse différente et à la fois complémentaire. Son refus de contraception orale l'amène à expliquer que sa fille de vingt-trois ans a été traitée sous hormones pour règles irrégulières. Après un séjour en centre thermal, tout est rentré dans l'ordre mais la jeune fille n'utilise pas la pilule. Derrière leurs réticences communes et les propos de la mère qui s'attardent en cette direction, se profile l'inquiétude de stérilité posée sur sa fille. Il n'est pas rare que ce glissement de l'angoisse maternelle favorise un désir qui ne la concerne pas et qui va prendre corps à son insu, surtout si des circonstances exceptionnelles s'additionnent à cet impact pour masquer les craintes et dérouter le temps.

f- Prescriptions et résistances.

Certaines femmes désignent la pilule comme leur occasionnant des nausées ou une prise de poids ou des lourdeurs dans les jambes, de la nervosité, etc. (Actuellement l'usage des pilules de troisième génération n'engendrerait plus de plainte.) Il est demandé au généraliste attentif, et en principe souvent plus proche de ses patientes, un immense effort d'attention et de vastes compétences. A-t-il le temps d'être à l'écoute au-delà d'une demande de changement contraceptif? Celui-ci ne va-t-il pas opérer la disparition souhaitée des symptômes dont la femme vient à se plaindre? Le jugement médical est souvent malaisé et peut osciller entre une réponse active à ces plaintes et sa proposition de la diversité sous la forme d'une autre marque de pilule supposée mieux dosée. Ou bien il s'assure d'une investigation tant sur les réalités des symptômes, leurs modalités, le contexte de leur apparition, et il suppose comme on le fait quelquefois bien hâtivement et pour simplifier que "c'est dans la tête." Double écueil qu'il n'est pas évident à dépasser et résoudre.

Ce sont bien souvent les mêmes personnes qui ne peuvent expliciter leurs malaises ni en entretien psychologique, ni à leur médecin. On ne peut néanmoins prendre à la légère ces anxiétés vagues étayées objectivement de quelques accrocs. Même si elles peuvent être considérées comme anodines, elles sont mal vécues par les femmes.

Ainsi, Juliette résume le malaise enfoui, "c'est surtout psychologique." Bien sûr nous pouvons penser qu'elle veut se mettre au diapason de ce qu'elle croit notre attente. Par cette formule cependant, la femme reconnaît à la fois que le corps parle de son inquiétude et qu'elle en saisit l'étrangeté. Les dérèglements, fussent-ils minimes, finissent par instaurer un *rapport au corps tenant de la méfiance* à son égard, et dans ses capacités à se maintenir dans la norme, a fortiori à pouvoir procréer. Effectivement à la fin de l'entretien, elle vient à conclure de son appréhension d'être stérile, justifiant de cette manière son arrêt contraceptif. Le *détour plaignant* lui était nécessaire pour se reconnaître désirante en sa qualité de femme, en attente d'être mère. Sa plainte à l'égard des "désordres corporels" masquait pour elle la dimension d'une quête identitaire, qui ne pouvait plus apparaître qu'en souci psychologique, une fois que la réponse de procréation possible eut été visible. Paradoxe une fois de plus d'un "acte manqué" pour "savoir".

Il est toujours périlleux d'apprécier dans les aléas de la prise de pilule et ce que la femme en rapporte, la part objective des demandes qu'elle a posées à son médecin et l'adéquation de la prescription et de son suivi. Plus une femme change de pilule, plus son incertitude face à la possibilité que l'une d'elles lui convienne augmente. Les avis médicaux divergent parfois sur les prescriptions et certaines femmes y perdent leur confiance. Il est actuellement reconnu qu'on peut poser un stérilet à une jeune fille qui n'a pas eu d'enfant. Alors pourquoi le refuser à certaines personnalités sous de fallacieux prétextes ?

L'acceptation d'une directivité, qu'elle soit médicale ou autre, voit regimber quelques femmes. La régularité d'une gestion contraceptive "imposée" devient contrainte, la répétition de l'absorption quotidienne est vécue comme dépendance. Alors on voit les femmes se fier à des expériences hasardeuses à l'efficacité limitée. L'alternance d'un contraceptif mécanique et d'un autre oral est conduite en cabotage le long des rencontres ou des passions. Mais dans un bref relâchement, se glisse un oubli où l'accident manifeste un embarras qui s'étonne. Bien des femmes sont perturbées de n'avoir pas de règles "normales", abondantes, bien marquées, repère mensuel qui peut revêtir encore actuellement dans l'imaginaire, l'équivalent d'un drainage d'une décongestion des "humeurs."

Comment doit-on entendre cette femme s'exprimer sur les changements de la nature et de la durée de ses règles après la naissance du premier enfant et son essai de pilule durant deux mois? "La dernière fois, ça a duré plusieurs jours, mais ce n'était rien que des saletés, ce n'était pas des règles". On a du mal à accepter que ce quotidien trivial fasse signe vers autre chose ou bien on passe trop vite sur cette expression d'un mal être. De plus selon les craintes encloses, pour des raisons qui lui appartiennent et dont l'approche ne peut pas toujours être mise en œuvre, prendre la pilule n'est pas sain. Son corps, le corps et ses transformations possibles l'angoisse. Paradoxalement, c'est lui qui vient d'énoncer le tourment. Il est quasi impossible en si peu de temps de la détourner de cette objectivation à *caractère phobique.* Nous n'avons pas toujours les données suffisantes pour répondre aux interrogations multiformes que l'acte d'avorter vient poser.

Ces évocations témoignent que la *contraception prend sens* dans la relation amoureuse. Nous pouvons nous rendre compte qu'elle remplit *sa fonction sur la trajectoire de reconnaissance de "son être femme".*

2- Education à la contraception, à la responsabilité.

Nous venons d'entrevoir que la régulation contraceptive est trouée de résistances et d'imprévus.

En dépit de l'aspect pléthorique des informations et des recommandations précises concernant la contraception et ses possibilités de choix, un constat d'échec partiel de l'usage contraceptif est à considérer. On observe qu'il y a des *inerties* à l'utilisation des contraceptifs selon les périodes d'existence. Celles de la femme qui se sert de l'arrêt pour signifier sa déception du moment ou refuser les rapports dans un couple en difficulté. Dans ce creux, elle est dans l'incapacité de se projeter plus loin. La motivation primordiale d'une contraception est, à n'en pas douter, variable selon la relation dans un couple quelle qu'en soit la durée. Le climat qui s'instaure, scande les aléas: "quand cela ne va pas, je l'oublie" remarquent les femmes. C'est alors qu'on saisit combien le souci de prévention doit s'intégrer dans un *projet global* et non pas au coup par coup. Les *pulsations réactionnelles* aux vicissitudes sentimentales intérieures, à d'autres variations provenant de l'extérieur, se déclineraient en improvisations, arrêts intempestifs, usages irréguliers. Ces aspects singuliers ne sont pas négligeables.

L'avancée vers la maîtrise de la fécondité par une contraception régulée fut un combat et une victoire féminine incontestable. Les progrès médicaux scientifiques et la réflexion humaniste ont accompagné bien à propos cette mesure de santé publique sur le contrôle des natalités.

Cependant on a cru trop vite que l'usage contraceptif allait enfin tout résoudre des hésitations et des "insouciances" féminines, et par conséquent diminuer le nombre des avortements. Les résultats positifs, s'ils sont évidents pour la vie sexuelle des femmes, des couples et leur épanouissement, ne sont toutefois pas à la mesure des attentes en matière de prévention des procréations indésirables. La mise au point successive de plusieurs générations de contraceptifs oraux en particulier, diminuant les effets secondaires importuns est remarquable. La méthode récente des "implants", malgré quelques inconvénients mineurs, apporte efficacité, fiabilité, et habituellement couvre trois ans de protection durable.

Comment s'est opérée l'introduction de ce nouveau paramètre et de sa maîtrise sur le vecteur de la procréation ?

La première injonction contraceptive fut *l'information intensive et nécessaire* sur les produits de plus en plus sophistiqués et efficients. Après la mise sur le marché de contraceptifs de toutes catégories dans l'urgence et le souci de "libération", on ne s'est pas aperçu de suite qu'elle n'était qu'une face de l'éducation.

Les revendications féministes étant derrière nous à ce sujet, utiliser une contraception ne devrait pas se situer seulement en injonction de précautions. Bien plutôt, cet usage dans la mise en perspective d'un avenir, vient *signaler un moment fondateur,* celui de la *reconnaissance d'être femme.* L'éducation contraceptive parle de sexualité et, partant, d'une quête identitaire, de son ébauche chez la jeune fille, de son assise pour la femme adulte. Et ce "passage" même convoité est pour certaines personnalités un saut périlleux pour quitter l'adolescence, voire l'enfance qui s'attarde. L'action de prévention qui n'aurait à faire qu'au corps, omet que le corps est aussi image du corps et, de ce fait, singulier dans le psychisme de chacune.

L'éducation contraceptive était donc d'abord *sécuritaire* pour accompagner à la fois la "libération féminine," et l'éveil à la sexualité des adolescentes. Elle ne fut peut-être pas suffisamment orientée vers la "*fonction*" que le contraceptif prenait dans *l'identité* féminine et dans sa vie. Son usage qui introduit à l'expression précoce de la sexualité dans le rapport amoureux, s'était-il suffisamment assuré du *développement affectif* qu'il *introduit* et *accompagne*? Hors de ce contexte orienté vers la *construction de l'identité féminine*, la prescription sécuritaire sur un mode binaire de stimulus-réponse est inadéquate à l'intériorisation des composantes de la féminité, de son éveil aux relations amoureuses à l'autre différent, l'autre masculin. Cette nouvelle intégration d'une certaine disposition de soi, et d'une relation spécifique porte avec elle la sollicitation des ajustements intérieurs à cette aire de liberté dans le *nouvel espace relationnel.* S'en tenir à l'information stimulus qui conditionne le réflexe de l'usage est enfin apparue une association trop réduite qui omet d'évoquer la complexité d'une utilisation bien acceptée.

Nous avons pu remarquer que si pour certaines le contraceptif est devenu une norme, plus ou moins bien intégrée, pour d'autres cette habituation s'accompagne d'aléas, voire d'embarras par défaut d'une véritable intériorisation qui nécessiterait aussi de se projeter vers l'avenir. Il est également nécessaire de tenir compte de la relativité de chaque parcours.[35] L'information contraceptive s'adresse en général d'abord à l'adolescente mais celle-ci procède par tâtonnements et selon des actes comportant essais et erreurs. L'éducation à la contraception est ainsi donnée à une période de fléchissement de vigilance. L'aspect physiologique et sanitaire serait une base minimale. Selon l'avancement du développement de la jeune fille, l'information ne tombera pas sur le même terrain affectif. Chacune n'en est pas au même point de ses attaches familiales, pas plus que de sa quête d'autres investissements d'amour. En particulier les violences intérieures que l'éveil de la sexualité peut ramener sont à aborder avec prudence. Les voies des identités propres à chacune demandent une approche délicate, parfois un soutien. La réalité n'a pas la même consistance pour chacune, et nous savons que l'individu s'approprie son mode de connaissance selon ses rythmes et qu'il ne peut en rendre compte aussitôt.

On entend répéter "qu'actuellement on aurait les moyens de choisir son projet d'enfant quand on le souhaiterait". Donc une part de nos contemporains est scandalisé du nombre d'IVG malgré la possibilité contraceptive. Il n'y aurait plus d'excuses à se laisser "surprendre par une grossesse". Qui plus est, certains pensent même que si les jeunes femmes savent qu'elles ont la sauvegarde de l'interruption, elles seront moins vigilantes grâce à cet ultime recours. En dépit de tous les soupçons, et selon notre expérience, il n'y a pratiquement pas de jeunes qui utilisent l'IVG comme contraception. D'ailleurs, on remarque qu'une grossesse n'arrive pas systématiquement, même quand les alliés l'ont "rêvée". Déséquilibre hormonal, stress de l'existence, stérilité sans cause organique apparente en retardent son accomplissement. Alors que dans un couple, la course quelque peu marathonienne à la

---

35. Morin E., "on suppose qu'on peut produire des comportements quand on connaît les informations, mais nous ne sommes pas des machines". *L'identité Humaine*..

procréation assistée n'aboutit pas, d'autres femmes "tombent enceintes" de façon inattendue voire malencontreuse.

Une prévention bien menée peut-elle conduire à faire reculer le nombre de ces "accidents", cette surprise incontrôlable aussi dans son apparence? L'individu atomisé en petites sphères d'usages adapte son comportement à l'événementiel. Mais lorsque survient l'accidentel, le différent, s'il n'a pas le modèle en poche, qu'est-ce qui va tenir lieu de fil rouge ?

L'excès de valorisation de l'utilisation contraceptive est ressenti par certaines jeunes filles comme une contrainte ajoutée pour se mettre au diapason des "copines". Sa banalisation et son choix ponctuel risquent de ne plus attirer autant l'attention nécessaire à la prévention. L'incitation systématique tient peu compte des évolutions personnelles. Cette mobilisation extérieure omet les modulations intérieures qui orienteraient et viendraient soutenir durablement réflexion singulière et choix. En sociologie comme en psychologie, on remarque l'hyper développement et le culte du "moi". L'individualisme aurait-il laissé en friches les vigilances du surmoi, ce garde du corps intériorisé, qui nous paraît encore nécessaire à la mesure de tout agir. Il n'a plus autant une fonction de réassurance et de discernement. Or poser un choix ou un autre ne les rend pas équivalents, même si dans la relativité ambiante cette tendance existe. L'assimilation à un médicament est monnaie courante, en dépasser les peurs des "effets indésirables" demande attention et vigilance dans le pilotage de ce projet.

En pratique, regardons ce qui est déjà présent dans l'éducation à la contraception.

A Montpellier Carole Durand, médecin praticienne consultante pour les IVG dans l'Unité d'Orthogénie, a créé avec une équipe de professionnelles (infirmière, sage-femme, psychologue, assistante sociale) l'Association APARSA[36]. Passant des accords avec

36. APARSA : Association des Professionnels de la santé au service des Adolescents, dans le but de promouvoir ensemble des Paroles, des comportements de Prévention concernant les risques liés à leur Sexualité dans le respect de leur corps et de leur Santé.

l'Education Nationale et son personnel concerné, cette association a proposé des interventions en milieu scolaire et instauré des contacts réguliers adaptés à chaque type de classe. Une autre expérience éducative de l'usage contraceptif à l'adresse d'une population de jeunes handicapés (en IME), a nécessité de modifier les "outils" du dialogue. Renouvelés, ils ont permis de créer des présentations spécifiques.

A notre connaissance, l'O.R.S. (Observatoire Régional de la Santé) de Bourgogne a consacré plusieurs études aux femmes ayant recours à l'IVG (à la demande de la DRASS). Les consultantes ont relevé très pertinemment que les femmes ayant subi des agressions sexuelles dans l'enfance "ont d'énormes difficultés à développer un comportement de protection"[37]. Les antécédents bloquent là aussi les réactions propres à un usage régulier, voire conduisent à un refus du "truc dans le corps, et qui déglingue".

Non seulement le *"contexte relationnel"* multiplie les séquences des réponses au choix contraceptif, mais la réponse d'observance singulière se moule au sens que chacune va y attacher. Elaborer du sens à la demande contraceptive mérite d'être accompagné. *L'information* développe le *"comment"* des usages. La connaissance est prévention certes, mais son cheminement n'est qu'un des canaux parmi la complexité des interactions, des possibilités, et des modes d'appréhension du réel en chaque personnalité.

Une éducation plus centrée vers un champ relationnel répondrait au *pourquoi et à l'élaboration* du choix, où chacune pourrait percevoir une part de ce qu'elle y engage. L'écart entre les actes engagés et leur éprouvé peut ouvrir à la femme l'interrogation globale du sens qu'elle va y inscrire, le réajustement nécessaire parfois.

---

36. Morgny C., ORS de Bourgogne, *Interruption volontaire de grossesse. Tenter de comprendre la répétition.*, Janvier 2005.

La prévention, c'est aborder un espace inconnu, c'est *se détacher de l'immédiateté.* Se situer dans le temps en est le corollaire qui ouvre au lien générationnel. A notre époque des techniques accélérées, "le temps qui va plus vite nous empêche de corriger nos erreurs"[38] souligne Hans Jonas, et la réflexion n'a pas le temps de s'installer. De plus, il reste une certaine incapacité à traiter l'imprévisible qui troue les scénarios improvisés et même ceux qui ont été prévus. En particulier tout échec, rupture ou situation de tension appellent à modifier ses repères voire ses échanges. Alors la contraception est mal-menée, en cabotage le long des vicissitudes. Dans la connaissance de soi à approfondir, il s'agit de conjuguer distance et approche. Un comportement ajusté à l'événementiel n'est référé bien souvent qu'aux perceptions et se présente comme réactionnel.

Prévoir, c'est pouvoir organiser sa *distance* avec *ses émotions* et les *émois* qu'elles soulèvent. Encore faut-il qu'en aient été suscitées les interrogations et qu'en soient abordés les phénomènes qui les sous-tendent.

D'autre part chez l'adolescente, les nouvelles conduites à risques que signale la sociologie vont à la recherche de sensations qui est le dénominateur commun à toutes celles-là. Dans les circonstances que nous considérons ici, ce qui est à signaler et à retenir pour les jeunes filles, ce sont "les difficultés majeures du contrôle des pulsions"[39] et parfois "la *faible mentalisation*" de ces difficultés. Selon certaines conditions, un dialogue personnel serait à conduire.

Car *éduquer est* d'une certaine manière *relier.*

On ne fait pas qu'empiler les connaissances, ni les ajuster dans des cases, on les relie. Si quelqu'un se saisit des informations, ce n'est pas seulement pour en faire collection, mais plutôt afin de les organiser. Relier est un processus qui utilise les analogies, les connections, trace des liens entre des points ou des événements

---

38. Jonas H., *Le principe responsabilité,* Champs Flammarion, 1990, p. 71.
39. Ehenberg A., *L'individu incertain,* Hachette Littératures, Coll. Pluriel, 1995, p.134.

éloignés. Comme une onde cherchant son parcours et ses relais, toute éducation procède d'une attention à observer, collecter, à rapprocher, mais aussi à comparer, discerner, voire débattre. Par exemple relier revient à assembler des sons dans l'apprentissage de la lecture et de son sens. Plus tard relier les connaissances entrouvrira le moyen de découvrir l'univers et ses régulations dans les combinaisons possibles. Relier deviendra une façon de développer une certaine curiosité devant la complexité.

Chez l'humain apprendre à penser la complexité peut et doit envisager les *interactions.* C'est à l'évidence poser la présence de *l'autre avec soi.* La connaissance de soi ne pourrait-elle s'étayer sur celle du développement de l'enfant? Découvrir cette évolution que chacun porte en soi peut aider à déplier, à démêler les frictions, les interactions, en moduler voire en renouveler les possibilités et les attentes. Observer en particulier que la présence de l'autre s'inscrit dès que l'enfant ouvre le regard pour identifier ce qui n'est pas lui, le différent, et toute son évolution s'appuiera sur le bonheur de la distinction. Toute approche de ce qui n'est pas soi dans une confrontation est également une régulation qui oblige à accéder à des conventions communes extérieures.

Introduire à une représentation de soi avec les autres, c'est ce que proposait dans ses "leçons" aux internes qui l'accompagnaient le professeur Nisand qui leur disait "On ne peut pas ne délivrer qu'un message technique sur la contraception, il faut un *message humaniste.*" La médecine s'exerce en secteurs de pathologies; elle nous découpe selon les fonctions anatomo-physiologiques. Il y a moins de soixante ans que toutes les spécialités existent. *L'espace de l'engendrement n'est pas que médical* et en ce domaine, une vision plus unifiée de la personne est possible et absolument impérative. Nous sommes, pour une part qui n'est pas négligeable, tributaires du patrimoine génétique. Nous sommes aussi habités de l'esprit et de la psyché qui cherchent et développent leurs canaux et leurs circuits. Le *patrimoine psychique* de chaque histoire conduit, en interaction avec toutes les données de l'humaine condition, l'embarcation de toutes les existences.

Introduire à une *représentation humaniste de soi*, de soi avec les autres, c'est proposer l'horizon du développement personnel, selon ses étapes et ses écueils, c'est prendre en compte l'instabilité possible d'une personnalité. C'est conduire à la connaissance du corps en même temps qu'à celle de la mobilité de la "psyché". C'est envisager les trames relationnelles dans le parcours humain et leurs interférences. C'est proposer une véritable *approche du fonctionnement individuel.* Encore faut-il adhérer à la vision proposée d'un inconscient prégnant sur ce vecteur de l'engendrement. L'éducation pourrait devenir l'éveil et la *vigilance* devant les écueils le long des *changements* et des "traverses" associés aux *modifications des liens,* sans qu'elles ne constituent cependant un catalogue des erreurs.

Dans les propos tenus au sujet de l'interruption volontaire de grossesse, s'il n'y pas à diaboliser l'avortement, la minimiser en souhaitant se couler dans la modernité est tout autant éloigné des réalités rencontrées dans la pratique clinique. Ne pas banaliser, car ce qui est banal au niveau du discours général ne l'est plus dans la singularité. Au lieu de gommer les dégâts et les conséquences de nos actes à venir, relier permet certaines prévisions à l'égard d'un futur possible, même sous ses incertitudes.

La maîtrise contraceptive s'inscrit comme prévention; elle nécessite une éducation afin de développer une responsabilité vers le futur. Elle entraîne à réfléchir ses conduites à l'égard des normes extérieures. Sur la trajectoire de la construction identitaire croisée en cet événement de l'IVG, la formation précoce à *l'éthique de la responsabilité* de ses actes nous est apparue indispensable. Penser à une "couverture" contraceptive, c'est construire un projet. L'accès à la contraception chez l'adolescente va orienter sa capacité à assurer la découverte de sa sexualité. Elle opère souvent comme rite de "passage" dans une société qui n'en a plus guère.

Poser le postulat de l'imprévu peut conduire à se poser des questions personnelles. Ce qui revient à considérer un autre aspect de la prévention, celui de *connaître ses limites* dans un monde qui en a peu. Et, à tout le moins, savoir qu'elles existent. A l'affirmation "j'ai le droit de faire cet usage", et aux possibilités qu'elle énonce, s'ajusterait complémentairement la question "suis-je capable de le faire"? Cette *capacité* est un *engagement vers une responsabilité.* La connaissance des limites est la seule possibilité de les *faire "bouger".*

Le moyen contraceptif ne crée pas la responsabilité. La responsabilité ne se découpe pas, elle informe tout l'être. Mais certaines périodes de changement dans l'existence appellent à en renouveler l'urgence, à la consolider dans ses modalités. Et l'usage de cet "outil" particulier qu'est la contraception sur le vecteur de la procréation n'est pas neutre. Cet aspect de l'avenir en chaque femme oblige à endosser une visée temporelle élargie, au-delà d'une simple "protection" contre une grossesse intempestive. Ce *n'est pas seulement la prévention des IVG qui justifie l'éducation à la contraception.* La demande de contraception qui apparaît d'abord "comme une entité originale mobilisant la part la plus intime de notre être"[40] ne peut être entendue seulement comme la maîtrise de la fécondité.

Dans le désir d'enfant qui peut surgir ou qui est sous-jacent, la *question identitaire* trace son chemin. A une époque où soi-disant on "planifie" les bébés, l'éducation à la contraception se doit de parler du "désir d'enfant" en développant les implications et les réserves à propos du slogan "un enfant quand je veux, comme je veux".

Développer la responsabilité, que l'on soit femme ou homme, c'est encore être *relié à ses actes,* et la part inconsciente qui les anime ne dispense aucunement de les assumer. Elle demande au contraire de prendre en compte cette part de l'existence et de ne pas la négliger ni de tirer un trait, croyant s'en débarrasser.

Introduire à une représentation humaniste de soi, c'est également envisager les autres avec soi. Notre temps est à la charnière d'une évolution socioculturelle des images féminines et

---

40. Durand C., médecin consultante au CHU de Montpellier dans l'unité d'Orthogénie. La lettre des actualités périnatales du Languedoc-Roussillon. *La contraception: une demande entendue pour une réponse adaptée ou le prétexte pour une éducation au choix?* N° 9 mars 2003, consacré à la contraception.

masculines et de leurs accords. Leurs changements respectifs doivent se confronter à des représentations multiformes d'eux-mêmes d'où les influences inhibitrices ne sont pas absentes. Les rapports entre les sexes [41] sont aujourd'hui pensés et vécus comme une relation incertaine. Dans la quête actuelle du bien-être, demeure celle du "comment être", autrement qu'avec des recettes.

"Nous savons beaucoup plus tôt ce que nous ne voulons pas que ce que nous voulons."[42] Le premier savoir nous protège, il est une position défensive. Le second suppose déjà *initiative et construction.* Celles-ci demandent du matériau, de l'information et des connaissances afin de les ajuster aux situations. De plus la prévision demande de connaître les enjeux et il n'est pas sûr que chaque personne ait la même capacité de s'y confronter. Telle jeune fille sera dans une période de révolte où "faire enrager ses parents" lui tend un piège. Une autre personnalité aimera jouer avec les risques afin de mesurer sa toute-puissance et la transgression aimable et captivante. La suivante dans l'exaltation d'une rencontre amoureuse et sa violence passionnelle oubliera l'horizon d'une menace, qu'elle connaît cependant. Nous voyons que tout événement du quotidien personnel intervient dans le choix et le sens donné à la prise contraceptive.

La responsabilité suppose la reconnaissance de l'autre avec soi, et les interactions qui s'entretiennent, les interdépendances incontournables. Mais selon l'âge des premiers échanges amoureux, toutes ces implications n'atteignent que partiellement la conscience vivant dans l'immédiateté.

L'éducation contraceptive relève à la fois de l'injonction et d'une proposition, grand écart qui traverse toute éducation. *L'injonction contraceptive* devrait résonner comme s'orientant normalement vers une *construction de soi* et pas seulement comme un projet seulement sécuritaire.

---

41. Ehrenberg A., *L'individu incertain,* Hachette Littérature, Pluriel, 1995.
42. Jonas H., *Le principe responsabilité,* Champs Flammarion, 1990, p. 66.

Ces deux démarches, prévision et responsabilité, pour être distinctes n'en sont pas moins complémentaires dans la quête de soi où il restera toujours pour chacune à en adapter ses possibilités.

Au quotidien et dans le domaine public, devant tout "accident", on s'efforce d'en traquer les causes. Pourquoi manqueraient-elles à cet "accident"-là? Serait- il trop facilement voué à l'insouciance de la jeunesse, à la permissivité supposée? Pourquoi ne cherche-t-on pas cette fois à comprendre ?

C'est ce regard différent que nous proposons.

B- Les défaillances actuelles des relations dans les couples.

Les enjeux d'une grossesse refusée.

Que nous a appris l'abord quotidien des grossesses qui n'aboutissent pas? Quelles questions sous-jacentes aux désarrois ou aux désinvoltures qu'on leur suppose peuvent s'y enclore? Celles des enjeux que nous abordons ?

Nous avons relevé que *l'ensemble des défaillances* de *l'espace relationnel* peut venir faire obstacle à la procréation, voire favoriser un avortement.

En entretien, nous croisons deux aspects relationnels: l'image de soi dans le présent de sa relation, et le *réaménagement des échanges affectifs* en train de se produire. Les situations repérées ne sont pas neutres. Dans l'apparition des grossesses refusées, les périodes où les échanges sont troublés viennent au premier plan. Les *périodes de changements* déterminent et malmènent parfois l'espace relationnel. L'identité de chacune est appelée à se renouveler à l'épreuve de l'inconnu et d'une présence, celle de l'autre avec soi, qu'il s'agisse du conjoint, de l'allié ou de l'enfant déjà présent. L'accord amoureux, les repères de l'enfance, tout l'éventail des relations entre les individus, ces constructions des aspects du vivant supposent pour l'espèce humaine des contrats de parole orale ou écrite, implicites ou décidés. Ceux-ci peuvent être soit rompus soit distendus.

Nous prenons en compte ici, l'aspect actuel de la demande, c'est-à-dire les périodes où un tournant voire ses *lacunes d'existence* se dessinent. Pour saisir les enjeux de ces grossesses qui n'aboutiront pas, nous procédons de deux manières. Nous avons consulté de nombreuses notes répertoriées dans l'exercice clinique. Elles rendent compte sommairement des rencontres. En brèves séquences, elles parlent de l'enjeu que prend réellement dans ces conditions-là, cette grossesse inattendue, refusée, et de la place que la mise en corps d'un enfant possible viendrait occuper.

En second lieu, l'examen de cas approfondis, nous permettra de réviser le regard adossé à ces décisions que le public croit et dit "banales."[43]

1- Les blessures des séparations.

Anémone-27 ans: grossesse à la suite d'un rapport forcé de son mari qui veut "se venger" de sa femme souhaitant le divorce.

Brigitte-28 ans: son mari aimerait qu'elle garde ce second enfant (assez rapproché du premier) car ses deux enfants issus d'un précédent mariage, sont repartis à l'étranger avec leur mère.

Dans le premier cas, on voit nettement que le déclenchement de la grossesse est extérieur à la volonté de la femme; le second n'apporte pas d'élément à ce sujet. L'enfant n'existe ni comme projet, ni dans le désir de ces couples, mais seulement en manière de satisfaction masculine pour un homme blessé dans son affection ou seulement dans son image. La grossesse est chargée de vindicte et de vengeance contre Anémone. Elle prend allure d'un dédommagement à l'encontre de sa première femme pour le mari de Brigitte, et des enfants "perdus". Pour *les deux hommes*

43. Benhamou O., "elle n'a jamais pu en parler à qui que ce soit, ses amis étant tous convaincus qu'un avortement est un acte anodin". *Avorter aujourd'hui,* 2005, Enquête Mille et une nuits, A. Fayard, p.155.

l'enfant possible signe l'enjeu de la réparation d'une blessure, voire la *revanche*.

Carole-33 ans: la femme de son ami vient d'avoir un enfant. Rivalité dans le désir, mais qui ne peut s'exprimer dans la réalité.

Ici c'est la femme qui cherche mimétisme et compensation.

Diane-34 ans: premier enfant handicapé, elle commence à "s'en sortir". Proximité très intense. L'envie d'un enfant paraît resurgir en raison d'un éloignement durable de son fils vers un centre approprié à son handicap.

Ernestine-25 ans: deuxième enfant gravement handicapé. Tout est centré autour de la lutte pour la vie de cet enfant. Tomber enceinte est-il réparation pour soi?

Image mortifère de l'immobilisation, le déficit de soi dans ce rôle d'accompagnement à l'enfant est immense, et rester sur un échec noue l'insupportable. En outre, "le handicap renvoie à une perte à laquelle chacun risque d'être confronté. Il va à l'opposé de l'idéologie actuelle de la performance"[44]. Ajoutons que chez Diane, le soulagement est aussi cependant l'impression de "vide". L'attention permanente à l'enfant a été telle qu'elle se sent désormais reléguée. La captation qui l'a accaparée et l'apaisement qu'elle pouvait ressentir de cette intense proximité lui sont retirés. Cet "abandon" lui fait l'effet d'un deuil d'elle-même, de cette qualification devenue presque une béatitude, et que certaines femmes ont du mal à quitter, car "si la femme n'a pour tout bien qu'un malheur, elle se colle à son malheur"[45]. En considérant son âge, on peut supposer qu'elle aurait voulu tenter une deuxième chance. C'est-à-dire, *"devenir mère autrement"*. Alors pourquoi avorte-t-elle? Cette grossesse était-elle en direction d'un enfant ou d'un enjeu qui ne prenait en compte qu'une satisfaction personnelle toute provisoire? Son existence fantasmatique ne serait-elle qu'un bref "objet" de colmatage ?

44. Kristeva J., entretien au journal La Croix, mars 2004.
45. Kristeva J., *Le génie féminin* 3, Colette, Folio essais, A. Fayard, 2002, p.380.

De même chez Ernestine, la quête en cours ne paraît pas être celle d'un enfant dans la réalité. Chacune de ces femmes en a une prescience et l'IVG vient confirmer ces "erreurs d'aiguillage".

Nous avons analysé longuement ailleurs[46] le parcours de Colette (31 ans) sous le titre "futur antérieur". Reprenons brièvement cette rencontre.

Les trois enfants de Colette présentent des handicaps à des degrés divers. Les IVG réitérées et les perturbations, déchirures corporelles qui bouleversent aussi la santé de la mère, en appellent sans cesse à la réparation.

Les grossesses chaque fois accidentelles sont d'abord "complétudes" imaginaires et tentatives pour réduire les angoisses, les tensions affectives et éducatives de cette femme. Quêtes réitérées qui n'aboutissent qu'en impasses. Colette ne peut qu'avorter plusieurs fois de ses illusions devant les cruelles réalités de sa situation; son mari est de surcroît invalide. On peut considérer que l'enfant gravement atteint et resté infantilisé, ni lui ni sa mère *n'ont pu accéder à un autre stade de la relation.* Sur ce blocage, seul le *recommencement nostalgique* vient faire apparaître le rêve d'être enfin "une bonne mère". Les enfants présents lui renvoient une image altérée, même sous son dévouement.

Frida-20 ans: besoin de suivi pour cette jeune mère dont l'enfant a été hospitalisé.

La maladie d'un enfant, cet *éloignement*, confine la jeune mère non seulement dans la dépossession physique, mais aussi au dépouillement de son affection. Confrontée à une certaine inaptitude d'approche, à des maladresses inévitables, tout devient intolérable chez Frida qui s'éprouve comme "mauvaise mère."[47] Ce

---

46. Rondot Mattauer B., *Interruption Volontaire de Grossesse. La dynamique du sens*, Erès, 2003.

47. Rey Flaud H ., "s'éprouver mauvaise est une figure du masochisme primaire qui rend équivalents le bon et le mauvais dans l'unité des contraires". Aubier, 2002, p.159.

clivage en bon et mauvais s'opère très facilement quand une personne doit traverser des épreuves telles qu'elle se sent dévalorisée, en incapacité, comme son enfant. De plus bien souvent, chez les adolescentes, la grossesse future n'est envisagée que sous l'angle de la crainte et de l'isolement.

Examinons d'autres cas où une certaine culpabilité se voile.

Gabrielle-36 ans: vivre son enfant (12 ans) comme un "petit" quand on n'a pas eu le temps de s'en occuper.

Honorine-32 ans: culpabilisation vis-à-vis de l'éducation des enfants; elle a du mal à se situer. Refus d'un troisième enfant.

L'*échec éducatif* ou ce qu'il en est habituellement renvoyé à la personne est une atteinte douloureuse dans certains cas, pouvant même poser la question d'une maltraitance en sourdine. Lieu d'achoppement, ce revers d'existence ramène une lancinante interrogation sur ses "capacités", c'est-à-dire inflige à chaque personne, une blessure narcissique. Avec la grossesse, le principe de plaisir accorde la satisfaction contre le déficit supposé et ressenti. Opposé au principe de réalité, le principe de plaisir masque pour un temps ponctuel le désarroi.

Chez la plupart des femmes, un événement extérieur a déclenché une envie de réparation de leurs difficultés matérielles ou émotionnelles. L'intégrité de soi, la pression d'un sentiment d'indignité appellent aussi ce besoin de se réparer dans une autre relation, moins culpabilisante pour certaines. Ce détour se glisse donc en besoin de consolation, appui, dans un premier temps.

Pourquoi la complétude se porte-t-elle sur une grossesse? Tant de compensations pourraient jouer ce rôle apaisant, dirait-on. Nous sommes devant "l'*enfant merveilleux*"[48] celui d'après, ce fantasme éternel censé tout combler, tout effacer des difficultés. Il deviendrait réparateur de tant de frustrations, d'altérations, voire

48. Leclaire S., *On tue un enfant*, fantasme de l'enfant merveilleux décrit dans son ouvrage. Seuil, 1975.

de ressentiments éveillés par l'enfant du présent. L'enfant suivant que l'inconscient et l'imaginaire suggèrent vient en remplissage; il vient sous le label de l'*aspect mélancolique du recommencement.* Ces alternatives évitent et court-circuitent l'élaboration à propos des déboires momentanés. *Etre mère autrement* est dans tous ces cas réparation, voire revendication narcissique.

Les séparations ou les difficultés dans les couples font surgir des grossesses où l'avortement est autant *agression contre soi qu'envers le partenaire.*

Lucienne-25 ans: ceux que les événements "poussent" et mènent à un désir de prendre racine ou de se tester. Grossesse au moment où ils vont se quitter.
Isabelle-23 ans: il semble que pour pallier leurs difficultés de couple, la menace de séparation ait provoqué cet "accident".
Julie-28 ans: une prescience d'être quittée a rapproché cette femme de son mari. Le renversement de situation est-il possible ?
Karin-24 ans: grossesse à la suite d'une déception. Retournement d'agressivité contre elle-même. Situation d'autopunition.

Les *défaillances* sont celles de *l'espace relationnel actuel,* de *la distance* entre deux personnes qui ont été amoureuses! Et ont investi l'autre de leurs attentions.

Chaque évocation vient manifester un *tournant d'existence, une menace suspendue.* Celle de la séparation, avec les changements qui vont advenir, ouvre aux sentiments de revanche sur la vie. L'engagement apporté paraît bafoué à certaines et un besoin de tester l'autre ou de se le concilier se manifeste et peut glisser un doute. La déception, c'est recevoir sous la rupture une image dévalorisée de soi, la "gifle" de son existence déniée, qui va entraîner un comportement d'autopunition, un retournement masochiste renforçant la sanction. Dans tous les cas, nous pressentons qu'il ne s'agit pas d'un enfant qui serait souhaité pour lui-même. Ces grossesses n'auraient pas fonction procréatrice, mais seraient pierres d'achoppement.

Que ce soit la première fois ou pas, aborder la "fécondité" est toujours un réaménagement. *Réaménagement* de soi et de soi avec l'autre. Les réajustements se font à travers des *enjeux*, ceux qu'un *enfant,* cette *"jointure"d'alliance,* représente. On connaissait les circonstances où on faisait jouer à la progéniture les "raccommodages" familiaux dans les exigences des mariages bâclés pour régulariser.

L'enfant fut le dessein pour conclure une alliance, voire l'essai pour "forcer" le partenaire. Notre temps a-t-il fait disparaître ces accommodements, ces insidieuses manœuvres? Des manipulations convoitent encore l'enfant réparateur sous une autre forme. Nous avons rencontré plusieurs fois l'insurrection de la maîtresse d'un homme dont la pensée et le désir d'un enfant de celui-là, avait fait miroiter la "revanche", croyant par ce détour renverser la situation à son profit et prendre la place principale sécurisée. Croyait-elle être assurée de tenir enfin l'espace privilégié, a-t-elle voulu s'en assurer ou seulement brièvement s'en réconforter? Convoitise du lien qui est en train de se disloquer ailleurs, la réparation dont elle serait l'artisan aurait été une immense satisfaction. A défaut d'exclusivité, ces femmes sont renvoyées à la relativité; il ne s'agit que de séduction et non pas d'enfantement.

Nous voyons que *l'angoisse de séparation* conduit à cette solution *invraisemblable* de *l'enfant enjeu*, colmatant la brèche amorcée ou la menace expresse. Quand elle n'est pas provoquée pour tenter l'ultime chantage et garder le conjoint déjà absent. Revanche contre ces coupures, annoncées ou pas; enfant bricolage de suture, "bris-colage" de partance...

Marine-37 ans: changement de lieu. Adaptation qui perturbe le couple.

Noëlie-23 ans: éloignement de sa famille mal supporté. Mariage récent. Adaptation délicate.

Quitter sa famille, un lieu d'existence longtemps fréquenté et familier des yeux et du cœur attire une fécondité de réparation, de *comblement à un manque* devenu manifeste par éloignement et par toutes les difficultés éprouvées au changement et à l'adaptation nécessaire. Dans le dépaysement, *l'angoisse de séparation* vient rappeler les premiers détachements effectués. Boris Cyrulnik souligne qu'"il y a mémoire biologique du premier amour maternel". Au deuil actuel, viennent s'agglutiner les deuils précoces, et le besoin d'y parer emprunte la voie procréatrice. La grossesse est négation du deuil dans un premier temps, l'IVG négation de soi en tant que mère, déréliction de soi où l'alliage satisfaction-insatisfaction enveloppe de sa complexité cette contradiction et l'ambivalence manifeste qui la porte et l'atteste en même temps.

Odette-32 ans, avance que son fils de 5 ans traverse "le passage oedipien". "Attendre que ça passe, il me reviendra", dit-elle.

Odette supporte très mal la *distance* qui lui paraît éloigner son fils qui se tourne normalement vers le père. Autre dépaysement où la femme a pris l'espace relationnel entretenu avec l'enfant comme tunique ou prothèse indéchirable. Cette tentative de *retrouver l'unité perdue* pour ensuite la briser, logique primaire de la psyché, la conduit à l'avortement. La préférence actuelle de l'enfant pour le père peut être prise pour de l'hostilité et vécue douloureusement. Au registre "incestuel",[49] l'insatisfaction fait couver la *rivalité irritante*. Néanmoins avec l'IVG, la lucidité féminine l'invite à "être mère autrement". C'est ce qui est à entendre dans "il me reviendra". En lui *soulignant une direction possible* à ses attentes futures, nous orientons une résonance qui propose de la soustraire au risque de reconduire une possessivité encombrante pour tous.

49. "Incestuel" parce que se sont instaurés la rivalité, et l'accaparement de la mère, dans un lien duel avec l'enfant en dehors de la triangulation paternelle.

Paulette-33 ans: discours négatif sur les hommes. "Je me ferai faire un enfant pour moi".

L'enfant devient un "objet" convoité, captation isolée dans le fantasme. De quelle blessure, de quelle conquête inachevée relève la déclaration impérieuse? L'enfant pour soi est ici plus qu'apparent. Il est *revendication* contre le partage triangulaire où l'homme offrirait à peine le pourvoi des spermatozoïdes en figure d'inséminateur vétérinaire. Trajectoire dont les clefs restent suspendues, ni livrées ni recueillies sinon sous ce défi. Prélude au souhait oedipien qui existe dans le désir inconscient chez la fillette, la fécondité sans homme, certaines tentent de la réaliser. *L'enfant qui n'est qu'à soi est un déni de la participation de l'autre.* Nier la différence des sexes n'est pas loin.

L'enfant éveille d'abord dans ce cas la relation de satisfaction dans un futur échange duel, sans triangulation masculine. Tomber enceinte est appropriation où en même temps les interactions sont refusées ou réprimées...par le choix de l'IVG.

L'enfant attendu, promesse à la mesure des paroles échangées, n'est pas au rendez-vous. La surprise, la revanche qui sous-tend sa mise en route n'est au plus qu'une envie, pas un engagement, pour un accueil qui lui serait destiné. A partir de ces exemples, nous pouvons approcher la distinction entre désir de grossesse et désir d'enfant si souvent controversée. La finalité d'un désir d'enfant ouvre l'espace du partage en couple dans tous ses aléas. Ici le désir de grossesse n'est capté que pour soi[50].

La *violence des échanges* renvoie aussi à une pulsion de vengeance si proche de celle de la pulsion mortifère: "faire mal à l'autre". On ne peut s'empêcher d'évoquer le "ça lui apprendra" de la *maltraitance.* Il est bien évident qu'aucune conscience avouée ne préside aux "chantages" que l'on pourrait y déceler.

---

50. Bydlovski M., "Bien des grossesses n'ont d'autres finalités qu'elles-mêmes. Le désir d'enfant en tant qu'être distinct ne tient aucune place dans le discours de ces femmes."*La dette de vie*, 1997, p.165.

Ces panoramas rapides traduisent que la grossesse dans une IVG vient comme *réparation et revendication.* La réparation se consume en revanche; la revendication peut s'épuiser en vindicte.

2- Figures insidieuses de la violence au quotidien.

Les couples qui cherchent leur équilibre à travers des joutes masquées s'exposent aux mêmes dérives inconscientes des enfants "*réparateurs*" dans un premier temps d'envie qui les tenaille.

Equilibre conjugal

La violence de Gontrand, le mari d'Octavie (36 ans) issu d'une famille d'appellation contrôlée plutôt " bonne", s'appuie sur des handicaps divers. A trente ans, il reçoit encore l'assistance financière de ses " géniteurs " qu'il détourne la plupart du temps à ses desseins personnels, alors que deux enfants demeurent en ce foyer! De l'adolescente de quatorze ans, Lise, il n'est pas le père, car le premier conjoint d'Octavie est décédé quand la fillette avait quatre ans. Remariée à Gontrand, Octavie vient de lui donner un fils il y a six mois. Dans le même temps, l'échec scolaire de Lise est à son comble et une dermatose grave s'est déclarée quand sa mère fut enceinte du bébé.

C'est Octavie qui n'a pas voulu que sa fille soit reconnue par son mari car il lui fait peur, depuis qu'il l'a prise à la gorge au cours d'une de ses crises, alors qu'elle se trouvait enceinte. Négligeant, maltraitant la compagne qu'il s'est pourtant choisie, le plus grand désir de cet homme est de s'entendre appeler "papa", reconnaissance probable d'un statut qui le pose en dehors de son invalidité. Octavie y accorde sa propre compassion, mais déplore les violences sourdes et répétées, manifestées envers chacune des femmes de ce groupe. Comportement qu'elle qualifie seulement "d'irresponsable".

Elle n'arrive pas à rompre malgré ses griefs. L'énonciation de ceux-ci ne vise pas la pathologie manifeste dont souffre cet homme sous traitement permanent. Dans la cellule familiale de Gontrand, personne ne fait éclater le miroir d'une respectabilité intangible. La parole entre tous les protagonistes ne sert pas à clarifier les situations, mais à les détourner au profit de ce fils. Il est resté centre exclusif et limite de ce que ses parents veulent connaître et admettre du couple.

Octavie s'enlise, ballottée entre la passivité qui fut son lot jusque là, dans les échanges du quotidien devenu tragique et une révolte larvée. L'insurrection qui dorénavant la porte l'accule à l'interruption de la grossesse.

Octavie vient de résister à son mari, de "leur résister", dans son choix douloureux autant que déterminé. Gontrand est entré dans une "colère folle" quand elle lui a annoncé qu'elle avorterait. Octavie produit sa défense et la révolte de tout son être en état d'insécurité, là où il est agressé, par le biais de l'enfant qu'elle lui refuse. Prisonnière d'une "ambivalence féroce", hurlement silencieux où elle lui retourne de cette manière la dimension de son pouvoir, réciprocité qui tient cet équilibre et qui le menace dans sa postérité.

Si elle justifie son choix par l'écart insuffisant entre les deux naissances, elle est néanmoins consciente de l'audace qui la saisit en cette circonstance. Souffre douleur, pulsion mimétique d'une violence trop longtemps retenue qui se boucle en adversité, car "jamais elle n'aurait envisagé d'en arriver là". Octavie sur l'autre versant d'elle-même, en sa tendresse, est lasse du faux dialogue dans le couple où son affection s'épuise de n'être que rejet. Elle aspire seulement aux changements de son mari que pourrait entrouvrir le bébé déjà là, avec l'attente qu'il suscite de la part de ce conjoint. C'est vers cet horizon que se concentrent les espoirs de cette femme accablée.

Sourde violence du groupe : cellule familiale envahissante.

Tout se dérobe à Eugénie, 33 ans. Son mari parasité par ses parents et ses deux enfants qu'ils "accaparent" aussi. Dans la confiance où elle a laissé sa belle-mère, professionnelle de l'accompagnement de jeunes enfants, s'entourer immédiatement de ceux-ci, elle s'est aperçue trop tard du glissement qui s'opérait. Avec la possibilité d'un troisième enfant naissait l'ébauche d'un tournant pour appréhender "une vie de famille" hors de cette dépendance. Mais Olivier son mari décline toute idée de déplacer la parfaite organisation qui s'est tissée. Il l'a frappée à l'énonciation d'en déranger le moindre montage si ajusté qu'il y trouve refuge et plaisir. Il s'étonne avec éclat de cette dérangeante demande de sa femme. Il ne saurait accepter une nouvelle naissance!

D'Eugénie les plaintes s'échappent, moussent, déclenchées avec les regrets qu'engendre l'interruption. Mais ce scénario qui la maintient en position revendicative est une réplique de la première IVG il y a trois ans. Il émane comme une vindicte contre l'inertie du conjoint dont la sienne relèverait en mimétisme. Une certaine passivité bétonne ses velléités d'être plus présente aux enfants qu'elle voit trop peu. Elle n'a pas réussi à modifier ses horaires professionnels, souhait dont elle assortissait déjà son premier passage. La situation s'enlise et l'issue tentée n'aboutit qu'à ces sursauts périodiques d'un *antagonisme des générations féminines* où s'aiguise l'ambivalence qui la ramène pour la seconde fois. Sous la répétition qui s'exécute en actes manqués, la rivalité qui la mène autant qu'elle l'enferme, afflue en cette grossesse.

Le beau-frère d'Olivier déprime depuis qu'avec femme et enfants il a réintégré l'arche familiale dont ils s'étaient éloignés.

Il semble que la prégnance familiale soit ici une institution. Nous sommes devant un style rémanent et encore bien tenace d'une cellule où les structures parentales étaient l'abri et le pivot. Des filiations chaudement conflictuelles s'y maintenaient en dépendance et en sécurité. Les libertés s'y mesuraient en tempéraments affrontés, en convoitises assourdies, au mieux en gestions bien menées.

Les jeunes femmes actuelles, actives professionnellement, s'identifient surtout aux destinées parallèles de leurs collègues et moins à leurs aînées. C'est seulement ce milieu-là qui leur assure la modernité de leur image. Réalignée au creuset de la maisonnée, Eugénie ne peut guère s'affirmer que dans la rivalité à sa belle-mère, en procréatrice potentielle. Récemment, elle vient de tenter des "sorties", dit-elle. Elle s'est adressée au père d'Olivier pour mettre ses démêlés à jour, à la grande fierté du fils, témoin de cet affrontement qu'il n'engage pas lui-même! Elle croyait aussi qu'avec sa propre famille élargie, Olivier prendrait plus d'autonomie. La grossesse devient une *question* posée à son mari pour l'entraîner à se déprendre de cette subordination devenue pesante.

Nous voyons combien un *enfant* peut prendre ici la *place d'un enjeu* à l'intérieur du groupe familial, afin de déjouer les frictions, le confinement qui s'installe. Il ne coïncide en rien aux attentes masculines que cette femme a en face d'elle. Rejeté même d'un projet, l'enfant viendrait comme charnière grinçante d'une ouverture qui déjà se coince. L'enfant suivant est le harcèlement qui obsède Eugénie. Elle ne trouve pas d'autres moyens de détourner enfin à son profit la passivité conjugale.

3 - Les insécurités.

Point de suspension.

" J'ai tout fait pour être enceinte " annonce Julie (28 ans). D'un seul coup, la réalité de la grossesse a fait basculer cette envie d'enfant. Envie qui interroge l'ambivalence du réel désir de se marier et de vivre ensemble pour Rémi et Julie. Elle n'a quitté une enfance mal partagée avec huit frères et sœurs, un père difficile, que pour tomber sur un mari qui la battait. Union éphémère d'un an à laquelle a succédé rapidement cette rencontre.

La grossesse vient poser la question de la durée du couple. Un an de quiétude, "c'était le rêve", dit-il. Initialement la venue d'un enfant semblait participer de celui-là. Julie n'est pas employée dans son créneau professionnel et ses tentatives de remise en forme par toutes sortes de stages, démarches et recherches d'équilibre, signalent l'insécurité qui la tenaille. De plus la distorsion de leurs registres professionnels dont l'écart a été gommé momentanément, est-elle suffisamment comblée d'une affection à toute épreuve ?

Le point de suspension que vient mettre une grossesse et l'interruption, désigne toutes *les impasses du couple* que ce projet d'enfant ne paraît pas en mesure de consolider s'ils le poursuivaient. Ils veulent être sûrs d'eux et soulignent qu'ils ont encore à identifier ce qui soutient leur couple. Cette grossesse a fait surgir d'importants dilemmes qui les travaillaient depuis quelques temps.

Il est à remarquer qu'une insécurité fonde et marque les relations antérieures de Julie. Menace intérieure où vient buter la grossesse. C'est "d'être enceinte" qu'il s'agit, où elle seule a envisagé ce projet "j'ai tout fait". Le souhait de Julie était d'assurer son identité féminine par cette confirmation de son être. On voit combien une satisfaction partielle a présidé à cette impasse où l'autre n'est pas à l'évidence engagé. Cet inconnu qui va modifier leur quiétude, souligné par lui ("c'était le rêve") les met devant la réalité, et les rend tout à fait conscients qu'il y a un risque de faire tenir à l'enfant le rôle d'appui entre eux. Serait-il la pierre d'achoppement pour tester leur relation? Le souhait premier est un appel à remplir cette assurance de durée qui les tenaille, car l'enfant est aussi un rapport au temps dans l'engagement tenu autour de lui. Ce lien amoureux qui les assemble et qui apparemment fonctionne comme si l'un était le tout de l'autre, leur apparaît dans toute sa précarité et ses limites.

La mise en mouvement possible pour dépasser le stade de leur relation où chacun tient pour l'autre la place d'une fondation manquante, n'a pas pu s'enclencher. Apparemment dans l'état de leur style d'entente, l'apparition d'un tiers n'a pas non plus été le démarrage vers une transformation. La seule mention du lien générationnel est cet obscur sentiment de déréliction familiale. Comment sortir du registre d'incertitude quand il n'y a pas de repères qui les soutiennent ? La souffrance actuelle pourra-t-elle renouveler dans "la contiguïté du refus et du désir" le regard posé sur l'autre ?

Ce n'est jamais évident d'avoir un enfant quel que soit le moment dans deux histoires singulières. Certains s'y engagent et d'autres s'y rebutent.

Rivière sans retour.

Jérôme accompagne Hélène (24 ans) bien qu'ils soient en instance de divorce. Leur démarche s'exécute sous le signe d'une tension qu'aucun ne dissimule. Par le geste qu'elle vient demander, Hélène renonce à son couple après cinq ans de mariage, et à l'espoir de l'enfant qui aurait pu réparer la déchirure. Depuis deux ans, ce souhait procréatif l'habitait sans qu'aucun résultat n'apparaisse.

Une autre inclination chez Jérôme est venue se glisser entre eux, qui l'écarte totalement et progressivement de son premier engagement. Il dit son impossibilité de revenir en arrière, tout en s'excusant du détour entrepris...

A relire leur parcours, Hélène s'avise que son mari était en recherche aussi dans son choix professionnel, où elle fut un tremplin à sa stabilité désormais acquise. Si elle avait décidé de garder cette grossesse, il se serait "fait un devoir de rester", mais à quoi aboutirait la contrainte exercée, sinon à une exigence boiteuse où l'enfant porterait le signe du "désamour". Elle conclut que le déchirement actuel est plus salutaire.

Leur décision de séparation est antérieure au savoir d'être enceinte. Est-ce une ultime tentative inconsciente dans ce rapprochement momentané où les gestes s'étiolent ou s'exaltent de se savoir perdus? Le défaut d'accords paraît avoir bloqué la possibilité de procréation durant deux ans. Puis au moment de la certitude de séparation, la grossesse est intervenue, *signal incandescent,* ligne de partage des courants divergents qui ne peuvent remonter à leur source.

Quand le désir d'enfanter s'exaspère et vient interroger l'avenir, s'il se heurte à des courants contraires, il a peu de chance d'aboutir.

Retentissement dans le couple de l'image maternelle péjorative.

Hervé prétexte de ses absences et du manque de temps pour raisonner son refus catégorique d'avoir un enfant au bout de dix ans de vie commune. Ce compagnon apparaît dans les propos de Chantal comme un homme dont les relations à ses géniteurs ont été violemment dévalorisées. La mère d'Hervé a été déchue de ses droits à l'égard de trois enfants après qu'elle eut quitté le foyer. Le père a été marqué par "la façon ignominieuse dont il a été traité par sa femme." L'appréciation des qualités attribuées à leur père par les frères et sœurs d'Hervé s'en est ressentie. Elle a rejailli sur la relation conjugale actuelle où couve et grince une péjoration, barrant la possibilité de *reconnaître à une femme le droit à être mère.* L'image d'une mère inconstante a défiguré celle d'une femme dans la vie de cet homme. La femme est celle avec qui on a des aventures.

Plutôt que d'être un homme bafoué comme le père, Hervé s'est identifié à la "liberté" maternelle et de ce fait, paradoxalement, méprise les femmes qu'il tente de conquérir...

Chantal, comme pour donner caution à cette figure de style et tenir la réplique à un mari volage, s'est aventurée dans une relation éphémère, alors qu'ils étaient séparés temporairement "pour faire le point ". Son désir d'enfant, car elle se croyait stérile, a pris corps, mais le cri du cœur exprime qu'elle l'aurait gardé "s'il avait été l'œuvre de son mari".

Irrémédiable butée, cette brève apparition n'a pas enclenché le déclic suffisant pour modifier leur parcours. Elle n'a fait qu'enliser les convictions d'Hervé sur la fiabilité féminine. Chantal n'avait pas mesuré à quel point Hervé pouvait "faire payer" aux femmes son propre désarroi. La pression des illusions, une tentative de le situer face à ce qu'il aurait pu souhaiter, n'a servi que de provocation. La réalité se prête peu à reprendre sereinement la vie de couple. Poser à Hervé la question d'une filiation, c'était à l'évidence le remettre face à la sienne. Un accompagnement de soutien aurait été nécessaire.

Cet exemple de refus de paternité éclaire la nécessité de pouvoir mettre *son enfance à distance*. C'est-à-dire modifier la relation à soi, en même temps que d'*entrer dans un nouveau créneau relationnel* avec l'autre. Il s'agirait de prendre place dans une suite, de *changer* de statut en devenant parent à son tour. Mais on ne quitte pas facilement sa place de fils pour devenir père[51], surtout quand l'image de celui-ci est affaiblie et que se surimpose la vindicte à l'égard des femmes. *Double désarroi* qu'il est fort délicat de déloger.

---

51. Delaisi de Parceval G., *La part du père*, Seuil 1981. Bydlovski M., "Le père est passeur du nom qu'il porte. Il est débiteur d'une dette de vie qu'il ne peut régler qu'en étant le maillon d'une chaîne qui le dépasse". *La Dette de vie*, p.*109*.

Les errements de l'histoire.

Les déchirures de l'Histoire en train de se faire exacerbent et modifient les dispositifs relationnels. Le refus masculin ou ses atermoiements pour changer sa place le long des générations peuvent être ceux d'une fragilité circonstancielle, *base d'insécurité.*

> Les séquelles d'une guerre ont marqué l'adolescence de Lucas (24 ans) à tel point qu'ayant trouvé appui auprès de Clara, l'annonce d'une paternité probable devient une menace à l'intérieur du couple. Sa condition d'étranger ne fait que renforcer la remontée de l'insécurité, qui, en ces circonstances, ne relève pas de difficultés économiques. L'angoisse qu'il déploie traduit le fait qu'il ait peur d'être quitté, abandonné. Il préfère rompre si elle refuse d'avorter. Il ne s'agit pas de voir poindre un chantage, mais le signe de son besoin d'être réassuré, confirmé auprès d'elle, dans ce refuge où il se voit déjà fantasmatiquement supplanté. L'enfant risquerait une fois de plus de lui "ravir" cette enfance qu'il n'a pas totalement quittée, l'enfant qu'il n'a pas terminé d'être dans cette place privilégiée qu'il revendique tout haut.

Cette conduite est exemplaire, paradigme de toutes les situations où paradoxalement l'interruption de la grossesse décidée devient la condition d'une restitution de ce qui a été et serait imaginairement dérobé. Consentement et sacrifice dont Lucas en cette incommensurable alchimie individuelle reçoit de l'autre confirmation d'être. L'inscription dans le futur est ici prématurée. L'enfant à venir n'assure plus automatiquement l'aspiration à la continuité quand on est déjà *défait de ses racines.*

Pas de maltraitance qui détruit la médiation de la parole, mais peu de paroles échangées dans ce couple à propos d'un avenir possible. Désinvestissement ponctuel de part de Clara, qui peut tout autant être violence en ce compagnonnage. La mise à distance du passé, c'est aussi en assumer les défaillances. Mais ceci ne peut pas toujours s'élaborer seul, sans un recours psychothérapeutique qui ici pourrait être familial.

Ces cas témoignent à l'évidence que l'enfant est aussi dans son "à venir" *un mode de relation à l'autre.* Il n'est plus seulement un destin féminin de l'espèce. D'autre part, la vision d'un enfant qui ne vient pas quelque peu situer les parents en devenir, dans le tissu et l'alternance des générations, risque de tenir une fonction essentiellement narcissique en notre temps.

Dans la rencontre qui va suivre, la femme est venue chercher clarté et ouverture à l'élaboration de son choix

Point de suture.

Danièle (28 ans) n'a pas averti son mari de son passage en consultation, car apparemment cet enfant serait souhaitable par tous les deux dans l'absolu. Mais il est déjà l'enjeu de l'entente parentale et sur cette orientation mal venue naît aussi une intense perplexité.

Peu après leur mariage (il y a un an et demi), Arnaud a du quitter une situation importante où il avait engagé toute sa passion pour suivre sa femme lors de l'affectation de celle-ci dans la fonction publique. Il a mal accepté les offres reçues au cours de ses nouvelles recherches professionnelles. Elles ne correspondent pas à son expérience d'autodidacte et il les considère comme un déclassement. Les connaissances d'ordre général qu'il n'a pu acquérir en son temps lui font défaut et portent un handicap à sa légitime ambition. Quand on lui parle de mise à niveau, un blocage grippe toute adaptation nécessaire.

Fils de sa mère et non pas de l'homme qui est le compagnon de celle-ci, Arnaud fut par sa réussite personnelle porté aux nues, sans qu'il puisse ou veuille s'apercevoir de la subjectivité sur laquelle reposait l'adulation flatteuse. Tant que sa femme prit le relais maternel dans l'admiration et les encouragements, leur couple n'était pas menacé. Le changement géographique, le bouleversement qu'il entraîne ont fait surgir la crispation autour de la satisfaction blessée.

A partir du moment où elle s'est sentie enceinte, Danièle a cherché à obtenir d'Arnaud un engagement, un consentement à s'adapter pour assurer l'équilibre financier, et à sortir du dédain qui le maintient sur un piédestal boiteux. Cette proposition flotte comme un préalable discordant. Moment crucial où l'épreuve de réalité incline les objectifs de chacun en réajustement autour du dessein qui s'ébauche. Emballée par ses projets, elle n'a pas, aux yeux de son époux, suffisamment saisi qu'il a été dépossédé socialement d'un statut durement gagné. La réussite personnelle de Danièle teinte d'ombre l'enthousiasme qu'il a déployé en la suivant. Dans ce climat de déception où chacun se recentre et se mesure aux bouleversements qui l'éprouvent, pourrait se creuser la rupture ou le déséquilibre.

A travers la démarche solitaire de Danièle, supposant un moment qu'elle renonce à l'enfant, s'inscrit *la révolte* dont elle demande que soit *entendue la face émotionnelle.* Dilemme, alternance, où refermée sur son désarroi elle fuit ou divague en reproches et affrontements. Avoir engagé l'enfant comme pierre d'achoppement au redéploiement du dynamisme du conjoint, assigne à sa venue un destin qui détourne l'espérance dont il pourrait aussi être porteur dans le désir commun. Chacun dans le couple est soutenu d'images idéalisées qui chutent en cette impasse discordante. L'insécurité réelle est taraudée par trop d'exigeantes impatiences qu'ils se renvoient en miroir.

Comment Arnaud peut-il entrer en paternité quand il se voit dépossédé d'une image solide à offrir à sa descendance? Même en dehors de toute considération singulière, en ce moment de civilisation, associer manque de travail et dévalorisation devient trivial. A fortiori se sent déchu celui qui est refoulé, soit dans sa recherche, soit dans sa qualification par une société qui lie le travail si étroitement à l'argent qu'il assure, qu'il est devenu le repère principal.

La sollicitation de Danièle, trop tôt rappelée et *polarisée* comme une *injonction* pour sortir Arnaud de ses dépits, a exacerbé, irrité les défenses de celui-ci. Il a pu se sentir également piégé, plutôt que stimulé comme si on lui enlevait le désir adressé à cette grossesse, à la femme qui la porte, et à l'élaboration du bouleversement nécessaire à son propre cheminement. L'amour adressé en demandes ne trouve plus ses marques et encore moins ses réponses. Même formulées avec tact et persuasion, les attentes de Danièle se rétrécissent, s'appauvrissent comme *configuration d'un contrat, d'une transaction,* et recouvrent de contraintes ce qui pourrait devenir le moteur d'un défi vers le nouvel horizon professionnel de son époux. Comparativement à leur entente antérieure ce contrat réduit, voire ferme l'espace d'une relation, et laisse peu de mobilité à celui qui peut le recevoir comme une "prison".

La double angoisse de Danièle collée au réel de ses alarmes, si légitimes soient-elles, heureusement se largue ici pour retrouver ses marques dans l'amour qui les amarre. Et elle s'achemine après le trébuchement d'une parole formulée en demande et angoisse, à reformuler les désirs acquiescés à deux devant l'enfant à espérer. Dans ce couple, une *blessure narcissique* s'est ouverte autant chez son époux pétrifié d'inactivité que pour Danièle qui croit celui qui fût son choix d'élection, désaccordé de ses attentes. La tâche du moi, selon Freud, est bien ici d'assurer l'ordre vital selon le *principe de constance*, régulateur de satisfaction.

La grossesse pouvait rester prise en ces mailles, seulement comme effet néfaste du narcissisme. Par sa démarche de consultation au Centre hospitalier, sa demande expresse de s'adresser à une psychologue, Danièle en a déjà pressenti le risque et l'ambivalence qui la traverse. A travers la violence de son désarroi, sa demande (à la psychologie) d'en *appréhender* le registre symbolique, introduit la *grossesse comme question,* comme médiation tendue dans son appel, même à travers ses maladresses. Nous avons pu ensemble dénouer les représentations désorganisées, dissonantes. Rendre à chacun l'altérité en son véritable et équitable partage pourrait réorienter au futur la dynamique d'échange où faits et dialogues ici et ailleurs vont s'entrecroiser. Ainsi pourrait revenir la confiance, où consentir avec moins de réticences à perdre, même leurs justes revendications, serait aussi témoignage d'amour.

La défaillance relationnelle passagère a pu être surmontée en raison du véritable et intense désir qu'en avait Danièle. Elle s'est sentie moins aveuglée en sa souffrance intime et capable de dépasser ce chaos d'une révolte momentanée. Elle a téléphoné qu'elle gardait la grossesse.

On voit combien passer de l'enfant fantasmatique à l'enfant du désir demande d'entrer dans une *élaboration de ce qu'il vient manifester* dans l'alliance conclue. Les réticences devant les prémisses de son arrivée demandent de se retourner sur les préalables à son accomplissement, d'en constituer ensemble les véritables liens symboliques.

Avoir un enfant n'a pas toujours correspondu forcément à désirer un enfant. Au début du vingtième siècle, avoir un enfant était encore pour les plus passives, l'écueil d'être "tombées enceintes" par naïveté adolescente, besoin d'appui ou seulement afin d'être "normale". A quelques générations suivantes, ce fut aussi le cas des révoltées. Combien de jeunes filles pour échapper aux carcans familiaux ont cherché à "se faire mettre enceinte" sous l'ardeur naufrageuse du "je voulais un enfant" Que de galères ont été bâties sous ce label: enfant "tourne page", enfant preuve qu'on a grandi. Favorisée par le contexte de reconstruction de l'après-guerre (1945) et le dynamisme nécessaire à une économie effondrée, la quête du travail, le courage de s'en sortir, les volontés solidaires parfois, ont aidé ces femmes élevant seules en partie leur enfant à en surmonter les écueils. Beaucoup, si elles ont réussi à s'insérer socialement, porteront longtemps en bandoulière, soit l'abandon du compagnon, soit le rejet familial, voire les deux à la fois.

Le professeur Philippe Jeammet dont toute l'activité professionnelle concerne l'adolescence, remarque: "quant aux filles la maternité leur donnait de fait un statut d'adulte, et cela quelle que puisse être leur maturité réelle."[52] Devenir mère paraît être le seuil d'un statut social dans toutes les sociétés. De son déni et de son renvoi, la formule "le faire passer" désignait le passage, la traversée et ce qu'on désignait alors comme "le mauvais ou le faux pas".

Que la grossesse soit confirmée ou déniée, elle reste un pôle de l'espèce qui engendre et élève. Chez l'humain cet accompagnement de la maturation biologique demande attention et éducation suivie à long terme.

---

52. Jeammet PH., *Réponses à 100 questions à l'adolescence,* Solar, 2002, p.18.

En récapitulant, nous pouvons dire qu'entre le corps qui expose cet "accident" et l'histoire relationnelle actuelle de la personne, une charge de "crise" vient à se dévoiler en cette circonstance de l'IVG. Nous pouvons penser que si procréer chez une femme est au point de vue biologique en permanence disponible, au plan psychologique il reste dans l'imaginaire individuel et collectif, point d'effervescence pour l'édification personnelle et sociale chez de nombreuses femmes.

Nous avons bien remarqué que les cas de grossesses qui n'aboutissent pas sont le plus souvent des "passages à l'acte"[53] où intervient peu l'élaboration des souhaits entre les personnes concernées. L'aléa de l'interruption d'une grossesse n'est pas d'emblée à assimiler à un refus d'enfant. Nous pouvons témoigner qu'à ces moments carrefours cette grossesse-là n'a pas pour fonction la procréation et le désir d'enfant en est rarement à la base.

4-Espace relationnel défaillant; relation à l'autre avec soi: l'enfant déjà là.

Sur la ligne de filiation, d'autres liens défectueux peuvent barrer la procréation. L'ambiguïté des liens qui apparaît et qui trouble l'image idéale peut devenir une obsession.

Dans les deux exemples suivants, les *périodes charnières* de tension sont plus apparentes. Les refus sont d'autant plus catégoriques que la femme est envahie de sentiments antagonistes. *L'ambiguïté des relations* apparaît au cours de l'existence à l'égard de l'enfant déjà là. Elle entraîne l'instabilité de ce que chacune jusque

53. Le *"passage à l'acte"* en psychanalyse est une décharge où on serait devant le retour de ce qui aurait été "refoulé". Dans un sens général, le "passage à l'acte" vient pour court-circuiter une situation conflictuelle. Symboliquement, la mise en corps vient rappeler une situation ancienne, qu'il "représente".

là, avait cru construire autour du lien faste et merveilleux de la maternité. "L'ombre de la mère" peut être sa propre déstabilisation qui envahit subrepticement et cruellement l'univers de la femme"[54]

Réminiscence ou le "devenir mère".

On a découvert en plein début de la puberté que Yann à quinze ans était diabétique. C'est Marthe sa mère (38 ans) qui n'a pas assumé cet "accident". Yann en pleine croissance a dû renoncer à son évolution sportive. Ce temps arrêté, où "tout était transformé" aux yeux de sa mère, s'était manifesté chez elle par deux ans d'aménorrhée réactionnelle au stress. Se remettre de ce choc a demandé trois ans. Elle déplore que lors des hospitalisations du jeune adolescent, alors qu'il fut doté plusieurs fois d'un soutien psychologique, elle "n'ait pas été aidée". Elle s'est sentie culpabilisée, mise à l'écart par l'équipe médicale. "Sous prétexte qu'on ne ment pas à un enfant, on vous balance des choses" qu'elle ne précise pas. Le manque d'informations vrai ou ressenti comme tel l'a atteint dans l'insécurité de ses propres assises.

Ce défaut de soutien vient lui rappeler qu'elle a toujours été "rejetée", même "par la vie". La vie, c'est d'abord les grands-parents qui ne voulaient pas entendre parler de sa grossesse quand, à vingt ans elle a eu ce fils.

Le terme "entendre" dans ce contexte sourd comme un mot clef; personne n'a souhaité l'entendre dans sa détresse maternelle. Le "non dit", flotte dans ce qu'elle nomme "un tas de trucs". Archives éparses de son histoire qu'elle a du mal à rassembler, dans l'angoisse qu'elles suscitent. La maladie de Yann a brutalement fait ressurgir des *épisodes* relationnels douloureux, *culpabilisants* et mal colmatés.

Quand Yann eu quatre ans, Marthe a épousé Rémi son mari actuel, son "pilier de sécurité" dont elle a eu une fille qui a treize ans. A l'écouter cependant, on dirait qu'elle n'a qu'un fils, celui-là qu'elle doit épauler, ménager, même si elle "n'a jamais été capable de le piquer à l'insuline sans faire de bêtises". A la culpabilité initiale ressentie se superpose l'inadéquation d'être à la hauteur de ses tâches. La tension accumulée lui

---

54. Ce que l'on voit après certains accouchements, nommé aussi "baby blues", qui exprime cet aspect du *décalage* entre l'enfant rêvé et celui de la réalité.

rappelle ses premiers démêlés familiaux durant les jeunes années de l'enfant, et l'incapacité dont toute la famille l'accablait.

Cette mise à distance subie vient à l'avant-scène de son récit. La désapprobation familiale à sa maternité a tissé d'une ambiguïté sa propre relation à l'enfant. Son plaidoyer en est imprégné, il en porte le signe sous la souffrance explicite.

Paradoxalement le geste de rejet que Marthe est venue confirmer ici, lui redonne l'assurance qui lui échappait. Elle énonce que désormais elle sent qu'elle a traversé ce "tout en noir". Elle paraît surgir de cet effondrement. Car l'accord conjugal au refus présent lui permet d'exhaler sa violence retenue. Cet acquiescement vient de la délivrer du blâme initial, de la condamnation qui la détournait de s'estimer. Cette souffrance qu'elle n'avait pu symboliser vient traverser le corps. De passive au registre masochiste qui colorait la situation, elle devient active et retrouve sa place de femme en tant qu'épouse appréciée et aimée. La possibilité d'érotiser la relation à celui qui n'est pas le père de Yann, fait basculer le repli qui l'envahissait. Marthe va mieux quand, par la réalisation d'un désir enfoui, l'acte de rejet accompagné du réconfort de Rémi, lui permet de supporter la culpabilité dont la maladie de Yann l'avait à nouveau submergée. De surcroît, démise de son omniprésence à l'égard de cet enfant, elle peut se confier à l'homme qui a su "l'entendre". En ce tournant où Rémi renouvelle son accueil et son soutien, il confirme par là-même, la *paternité assumée* pour Yann et non pas celle qui devrait lui être accordée avec la grossesse présente.

Marthe se met à dire que "tout ce qui lui est arrivé l'aide". Elle va pouvoir s'occuper d'elle, faire une formation, chercher du travail. Elle a repris confiance en elle et Rémi qui en est l'artisan vient du même coup de faciliter les distances avec sa mère que Yann a engagées. Dans l'échange à trois qu'ils sont en train de restaurer, elle se sent *devenir mère autrement.* "Je devais tous les étouffer de mon inquiétude et c'est terminé", conclut-elle.

La grossesse inachevée participe des chemins de traverse qui ont fait accepter l'image de soi, plus complexe que l'uniforme visage d'un inconditionnel amour voué à l'enfant.

Prématurité

La prématurité d'un enfant peut, même à retardement, produire la même impression d'être une " mère dévalorisée".

Mathilde (34 ans) jette dans l'entretien des plaintes qui visent le *désarroi de ses échanges* avec Josepha, sa fille de neuf ans née prématurée. Si nous n'arrivions pas devant ce lâcher verbal déferlant à lui couper un peu plus tard la parole, il ne serait pas du tout question de l'interruption de grossesse demandée. Il est à signaler que Mathilde est "*tombée enceinte*" *sous stérilet* qu'elle devait faire changer, quelques jours après la date d'un épisode de discorde et de tension avec sa fille.

> Josepha est née sept semaines avant terme et durant un mois et demi mise en couveuse sans que sa mère puisse la voir. Cette impossibilité de communication, réelle ou fantasmée, a véritablement consacré la distance et la qualité d'une relation tissée d'agressivité réciproque, bloquée dans un registre de demandes insatisfaites, maintenues pour en relayer la tension dans laquelle l'une et l'autre se "cherchent" et se perdent de vue. Mathilde voit sa fille comme "matérialiste" parce qu'elle est "axée sur ce qu'elle n'a pas".

En passant, il est nécessaire de relever le terme de "matérialiste", de le désamorcer d'une charge impropre, injustement nommée. Ce défaut d'accès momentané à une expression appropriée désigne le blocage affectif sous l'angoisse de l'instant, car Mathilde fait preuve d'autre part d'une sensibilité interrogative.

> Ainsi Josepha pleure et réclame un soutien pour chercher "un crayon égaré". Si sa mère reçoit cette invitation et s'empresse, puis s'en lasse, voire s'en agace, ce petit jeu de l'objet caché, disparu, écarté d'une présence nécessaire peut durer une heure, paraît-il. La maman s'interroge, "on dirait qu'à la fin, il ne s'agit plus du tout du crayon."

A trop prendre à la lettre la demande de l'enfant qui très probablement ne vise effectivement pas l'objet décliné et perdu, la mère, mais aussi l'enfant, se fourvoient, s'abusent en cette vaine recherche. Même cet accompagnement rassurant et bienveillant au départ fige en désordre la relation de proximité dont toutes deux ne gardent que la déception et l'amertume du conflit qui néanmoins les a rapprochées. L'objet en cause a seulement cristallisé et déréglé la distance. Il les met à l'écart, à l'épreuve l'une de l'autre dans les reproches muets ou les invectives qu'elles s'adressent.

Les manifestations affectives de Josepha seraient furtives ou brusquement spontanées, témoignages parcimonieux ou débordants dont tous les membres de la famille se verraient gratifiés. Elle aurait peur de tout, verrouillant les portes, vérifiant la sangle du fauteuil du petit frère de cinq ans.

A travers ces descriptifs des soins de sauvegarde, nous apprenons l'existence du jeune fils de Mathilde. Absorbé dans les entrelacs des paroles qui isolent sa mère dans la tragédie relationnelle avec l'aînée, il prenait figure d'absence. Les attentions de Josepha signalent-elles en même temps à leur mère sa défection première, ce rappel à l'ordre d'une présence, cette enveloppe du regard avisé de l'une à l'autre et vécue comme défaut et abandon?

Dans une opposition, voire une rivalité farouchement entretenue par l'enfant qui ne se présente pas quand sa mère l'appelle, "car ce n'est jamais le bon moment", Mathilde est reléguée dans la position de la négation, du "dire ce qui ne va pas". Josepha l'agresse verbalement, jamais physiquement souligne sa mère. Accusée de "ne rien faire", alors qu'elle a un travail à domicile, Mathilde tente de résister à ce harcèlement permanent qui l'oblige à être préoccupée par l'enfant. "Je tiens le coup vingt jours, mais le suivant il se passe quelque chose et je craque". De guerre lasse, elle l'a menacée de l'éloigner, de la mettre en pension!

Nous remarquons qu'envisager la mise à distance a été un véritable avertissement qui paraît correspondre au déclenchement de la grossesse.

Effarée, mais comme apaisée d'avoir proféré ce rejet, elle a ressaisi "ces paroles en l'air" pour les recomposer en termes dits comme "bilan du bon et du mauvais" qu'elles déchiffraient ensemble le soir. Les explications, Mathilde les appelle aussi "rectifier le tir"à "armes égales"!

Mathilde s'est sentie menacée par les comportements de sa fille, *désarmée, comme elle a dû l'éprouver devant la prématurité* du bébé. La menace, cette "arme" disponible, resurgit, et c'est la mère qui brandit celle de l'éloignement. Effectivement les armes s'échangent, se croisent.

De ce nouvel exorcisme des angoisses, ajustées aux mots posés à plat, Mathilde s'interroge, "ces propos d'adulte ne serait-ce pas trop pour son âge"?

Elle saisit confusément un certain décalage dont elle reste seule juge. Il est néanmoins nécessaire de lui signaler qu'il est toujours plus prudent de ne pas blâmer un enfant dont les comportements angoissent. Du complexe d'abandon dont souffrirait Josepha, des praticiens consultés ont fait état.

Ce que sa mère en ressent, c'est une révolte où ses efforts n'aboutissent pas, une irritation grandissante devant les tyrannies filiales, "je n'ai plus rien à moi, je voudrais être seule avec moi-même", "j'ai eu envie de déconnecter, de faire le vide"[55]!

Qui pourrait mieux ajuster ce qu'elle vient demander? Cette grossesse est à la fois réassurance devant la maternité et libération de l'affect terni lié à celle-ci, et mis en signes par le choix d'un refus réalisé. Nous assistons à une *condensation de l'ambivalence du lien maternel où l'agressivité côtoie l'affection.*

Mathilde en la désolation qu'elle exprime, a besoin également d'un soutien. Elle en parlera comme d'un projet, d'une aspiration, d'une respiration. Sa préoccupation, c'est d'être aidée, et l'avortement lui offre l'occasion de se vider de toute "la bile qu'elle se fait", tout comme elle en vomira durant une partie de la nuit précédant l'intervention.

Tout ce qui s'est accumulé de ce sentiment de n'être pas là où elle s'attendait à côté de cette fille à élever, et qui l'abaisse à des *sentiments d'une violence* telle qu'elle ose à peine les avancer, chute après l'intervention où elle déclare s'être sentie "engorgée". *Expulsion signifiante de sa propre agressivité* qui vient de traverser le corps, *habitacle tragique d'une pensée mortifère.* La boulimie des mots la

55. Etymologie de "vide": racine indo-européenne: **W,** = vide désert; mots dérivés: vague, évacué, s'évanouir, dévaster, dégât ; Latin vastus: ravage, dépeuplé. Etre vide c'est aussi être libre, c'est à dire vacant..

recouvrait tant bien que mal au tableau noir de ses doléances. Expulsion, tortueux chemin de souffrance, de délivrance. La relation à un enfant, si elle n'est pas gratifiante, se meut en angoisse permanente devant les affects qu'elle déclenche.

L'entretien vise à la désengluer d'une représentation qui colle à sa relation à l'enfant. Nous avons proposé à Mathilde un test où elle doit choisir des visages photographiés et les répartir en sympathiques ou pas[56]. Elle n'arrive pas à se décider, à se définir à travers ces repères qui désignent en l'occurrence *un moment affectif.* Elle est partagée dans son affection, déchirée sous les exaspérations d'une hostilité difficile à admettre et à évacuer. Reconnaître et trancher dans ses affects, c'est pouvoir se situer soi-même dans le regard posé sur l'autre, la sensation qu'on en reçoit, c'est accepter de n'être pas un bloc d'amour inaltérable mais divisé. Un dialogue s'ensuit encore afin qu'une ouverture s'insinue.

Cet exemple nous désigne s'il en était besoin que la grossesse et son interruption sont deux volets d'un même dévoilement, comme *chemin de résolution d'une tension* devenue insupportable. Ce que dit Mathilde "faire le vide" signale précisément la fonction de la grossesse avortée. Nous sommes encore ici face à "un passage à l'acte" explicite, après coup bien entendu.

Pour une mère, le sentiment qui sourd des tyrannies enfantines, c'est non seulement la crainte d'être une "mauvaise mère", mais c'est découvrir la réalité de l'autre versant d'un attachement qui se présente toujours idéalisé. Alors que de l'agacement à l'hostilité, de l'irritation au rejet, la paroi est bien mince. Les alternances plongent la mère dans le doute de son affection. L'image que renvoie une relation où la demande enfantine s'exacerbe, éprouve sa puissance, est épuisante au narcissisme. Elle peut ramener dans l'accidentel *du passage à l'acte* totalement inconscient à la fois un désir de "tester" ses possibilités à l'égard d'une autre procréation et la contradiction d'un rejet

---

56. Test de Szondi pour les praticiens.

massif d'une progéniture, *libérant* une *violence qui ne sait se dire autrement.*

Chez Marthe et Mathilde sous la prégnance de l'agressivité ou de la maladie, les ambiguïtés, les tiraillements, les sentiments confus qui se sont installés, ont *déclenché des images de soi intolérables.* Elles ont ramené en ce "passage"et à la surface du présent, *l'antériorité de la disqualification.* Toutes les sensibilités exaspérées que nous venons de croiser, *modifient le rapport à soi et à l'autre.*

Dans ces deux histoires vibrent à la fois l'actualité de conflits et les préalables du passé qui en ont fondé les discordances. Ce qui nous conduit à en examiner de très près les impacts de ceux-ci.

Chapitre III

Défaillances de l'espace relationnel antérieur. L'impact du passé, archéologie personnelle.

" Mais les lacs, les lacs sans fond, les lacs prisonniers et secrets quand se sont-ils formés, à l'occasion de quels effondrements oubliés?"

Paul Andreu. Archipel de la mémoire.

" Retourne-toi, le fond du temps ruisselle."

Xavier Dejean: La mer en friches.

Toutes les IVG ne sont pas des situations dramatiques, mais nous avons pu constater qu'elles sont pour la plupart d'entre elles l'occasion de faire remonter et d'aborder dans le récit des femmes la *percussion de la trace d'un événement antérieur.* Si les moments du choix de l'IVG ne sont pas indifférents aux perturbations présentes, nous avons observé que l'enjeu de cette décision *relève de "l'archéologie personnelle"* et de ses *"lacs secrets"*. Masquée par les motivations sociologiques avancées, cet espace enfoui semble pouvoir être *un obstacle à la procréation;* il s'avérera *parfois fondamental.*

La clinique des avortements souligne que le passé a une existence dans notre vie et un impact, tout au long de celle-ci. Nous sommes une continuité de transformations, un renouvellement sans cesse activé selon un déroulement singulier. Nous sommes ou devrions aussi être élaboration de nos alternatives, de nos projets. L'être humain est soumis et souvent pris dans la répétition, mais la forme des choix de celle-ci, selon les diverses circonstances de cette émergence, n'est pas la même. Elle peut recouvrir des apparentements parfois difficiles à déceler.

Pourquoi le passé[57] revient-il de manière si pertinente en cette circonstance, et parfois si douloureusement?

Chez l'humain, envisager la procréation, ne s'appuie pas que sur la maturation des supports biologiques comme dans le règne animal. C'est le développement individuel qui va en assurer les meilleures conditions. L'étayage des relations premières, la conjugaison avec les suivantes consolideront le rapport nécessaire à soi et aux autres. Ils conduiront à s'estimer et à estimer ses capacités c'est-à-dire à produire un devenir.

Ce que nous connaissons de l'enfant, c'est notre enfance où s'enracinent les premières émotions fondatrices. Ce qui

---

57. Cyrulnik B., "quand on n'a pas la possibilité de travailler sur ses souvenirs, c'est l'ombre du passé qui vous travaille". *Le murmure des fantômes,* 2003, O. Jacob, p. 27.

conditionne également toute approche qui devient d'abord subjective, car "nous en somme les sujets producteurs."[58]

Brièvement parcourons ce que toute présence parentale peut inscrire chez un enfant.

Dans les premières semaines de la vie d'un bébé, le corps maternel est perçu comme enveloppe globale et l'enfant n'a même pas la conscience de s'en distinguer. De ses sensations internes, déglutir, sucer, régurgiter, il passe très rapidement à la perception de l'environnement.[59] Les informations reçues seront décodées selon *leur répétition mais aussi selon leurs différences.* La capacité de curiosité et d'interrogation est présente mais se développe selon les *variabilités des offres d'échanges.* Le long de cette phase importante du développement, vers six mois, l'exploration du monde rencontre le miroir, où l'image narcissique de soi prendra sa source. Progressivement, la mère ne devient plus le personnage central du pôle affectif grâce à la présence d'un tiers, le père en général. Celui-ci apporte la seconde figure de proximité et de sécurité dans les limites et le rôle qu'il tient en tant que séparateur d'avec la mère. Dans l'échange, s'installe à la fois imaginairement et dans la réalité un nouveau privilège, la relation au père. Il conditionne la reconnaissance d'une référence autre que maternelle et en outre différente par son sexe pour la petite fille. Entre quatre et six ans (voire plus tôt), une inclination oriente la petite fille dans des fantasmes de séduction du père et de rivalité à la mère. Période oedipienne (pour la psychanalyse) où ces *fantasmes* et leurs traces viendront ultérieurement *croiser* toute *trajectoire de filiation et de procréation.*

Les relations à soi et à l'autre s'accomplissent ensemble. C'est l'autre qui a permis la confiance et à qui l'enfant s'accorde dans son attente. C'est une assise narcissique nécessaire, au versant féminin,

---

58. Jeammet PH., *Réponses à 100 questions sur l'adolescence.*, Solar, 2002.
59. Cyrulnik B., "la mise en place de l'autre s'effectue par les informations". *L'ensorcellement du monde,* O. Jacob, 2001, p. 38.

comme au masculin. Les *faillites éducatives* dont la maltraitance est le sommet, peuvent obturer ou gauchir la sortie du registre fusionnel et les séparations obligées tout au long de l'existence. Dans certains cas, le *défaut d'échanges* et de communications décide également des cheminements incertains. C'est l'enfance qui ne passe pas, c'est l'identité qui se bloque. A moins que des soutiens complémentaires ou des "sublimations" permettent à d'autres voies d'ouvrir les relais d'expressions de soi. Boris Cyrulnik désigne cette possibilité comme "résilience."

Dans toutes les sociétés, se pose la question d'une source, d'une "raison" à toute action, d'une antériorité qui la valide. Chez les humains, lorsqu'il se produit un incident, une perturbation, on a toujours eu tendance à mettre en cause les parents,[60] et en ce temps, plus précisément la mère. On admet implicitement qu'il y a un modèle familial précurseur qui serait plus prégnant que les modèles proposés par les sociétés. On voit pointer ici l'idée d'une continuité. Ce qui suppose un arrière-plan générationnel et des préalables à analyser. Il est donc admis que ce qui est vécu dans l'enfance peut laisser *des traces durables*. Celles-ci viennent interférer dans certaines périodes de l'existence. En particulier dans la situation que nous observons, si l'image parentale est ternie, déstabilisée ou douloureuse, une femme, mais aussi un homme, aura bien du mal à devenir mère ou père à son tour. Certaines étapes seraient nécessaires à franchir pour que ce rôle soit endossé et mené sans trop d'aléas ou de risques. L'*image antérieure serait et resterait longtemps agissante pour le devenir*.

En considérant l'ensemble de nombreux récits, nous avons relevé des *violences dans l'enfance*, qui pour n'être pas très apparentes pour certaines, ont néanmoins marqué de leur impact les personnalités. Un grand nombre de leurs manifestations différenciées répondent à ce que nous définissons comme "espace des défaillances relationnelles antérieures."

---

60. Dans la Bible, il est écrit : "qui a péché, lui ou ses parents, pour qu'il soit né aveugle?", Jean, 9.

1-Relation à l'autre avant soi : défaillances de l'espace maternel.

Mère, ombre première, imaginaire autant que réelle, dont la "qualité" *fantasmée* va déterminer pour toutes les femmes une part du versant maternel de la féminité.

Du passé, la relation à l'autre avant soi exerce les pressions de sa trace. Les menaces du présent attisent et battent le rappel des tensions antérieures. Celles-ci infiltrent fortement les épisodes où la personne se voit obligée de changer.

Dans tous les récits que nous allons parcourir, *la violence est manifeste.* L'histoire de Rina pourrait même s'inscrire comme maltraitance.

Séquelles

Le cas de Rina nous a paru exemplaire et impressionnant. Il est le seul qu'il nous ait été donné de constater dans une apparence physique encore aussi visible.

> A la suite des emportements maternels qui auraient provoqué une chute Rina est défigurée. Le visage est marqué d'une cicatrice très apparente. Les relations troublées ont tracé le style des liens qu'à vingt-huit ans Rina engage avec ses partenaires. Elle conjugue des attaches instables, chaotiques, avec des hommes souvent violents qui la tyrannisent de leur chantage affectif.
>
> Les figures paternelles multiples et décalées n'ont pas plus facilité les repères. Figures dissociées et peu sûres, elles n'ont pu offrir de relais à une mère qui n'a de consistance que maladive et rejetante. L'insécurité persiste dans les attachements perturbés jalonnant un parcours houleux. Rina évoque en pleurs le fiasco de ses premiers rapports sexuels, l'anxiété éprouvée durant une période où l'instabilité corrélait une impuissance relative du compagnon et ses décharges agressives.

"Le message transmis par les châtiments corporels, c'est que la force prime le droit."[61] Les colères maternelles[62] ont instauré une pulsion de liaison humiliante, soumise, que l'on peut nommer aussi

---

61. Miller A., *Abattre le mur du silence.*, Aubier, 1991, p. 203.
62. Kristeva J., "le sadisme maternel notamment dans sa composante violente et mortifère contre le corps de la fille". *Le génie féminin 3, Colette,* Folio Essais, 2002, p. 312.

"dé-liaison". Dé-liaison au sens où le rejet, les violences, les intrusions ont installé dans sa personnalité (son moi) cette part d'elle-même identifiée au blessé, perdu. Le premier attachement a inauguré chez Rina un sentiment complexe d'amour haine, de style sado-masochiste qui paraît se dérouler machinalement dans la continuité des rebuffades. Cet ultime dépôt, seule évidence inscrite dès l'enfance,[63] cette base lui assure paradoxalement d'exister. Femme en demande intense d'un appui, elle ne peut y accéder cependant auprès de ses relations amoureuses que sous la forme de ce double lien. On en mesure les exigences et les contradictions. Dans la maltraitance des coups, le corps à corps met en émois le registre des sensations. Elle court-circuite voire ignore la médiation de la parole, elle ne fait pas entrer dans ce jeu des interactions verbales avec l'autre.

Selon Freud, le masochisme a quelque chose à voir avec la pulsion de mort. La question du qui suis-je posé à la féminité de Rina ne pouvait se présenter que sous la mise à mal du corps expulsant. L'interruption de la grossesse matérialise le refus dont son être fut victime. Le rejet reprend la trace de la part endeuillée d'elle-même et de son lien défectueux. Peut-on évoquer ce "double" de soi évacué qui pourrait lui entrouvrir une autre perspective ?

Il se pourrait néanmoins que le choix qui l'amène se lise comme ultime révolte de la blessure. En contradiction avec ses attitudes de passivité, par le comportement actif qui la pousse, s'ouvre la possibilité de s'écarter de l'inertie qui lui colle à la peau. Chez cette femme meurtrie, la grossesse écartée ne *prend sens dans son être que de son refus.* Elle ne peut s'achever qu'en figure de l'inaccompli, dans le ressentiment qui la porte et l'atteint conjointement. Nous sommes en face d'une agression à figure multiple, contre soi dans l'auto agression et envers l'image

63. Vasse D., "qu'est-ce qu'une mère persécutrice? C'est une mère que l'on imagine, une *"imago"* comme ne soutenant ni la vie qui se donne à l'enfant, ni le désir qui l'a engendré." *La grande menace.. La psychanalyse et l'enfant*, Seuil, mai 2004, p.624.

maternelle haïe-aimée[64]. Trajectoire énigmatique à nos entendements quotidiens. Avec cette dette congédiée, un réaménagement de soi pourrait contradictoirement advenir, et Rina, grâce au geste réalisé, se dégager du double sentiment qui la meut. Il faudrait néanmoins une suite à ce qui ici n'est qu'un étayage fugace.

La poursuite de la grossesse et la présence d'un enfant ne seraient pas forcément la meilleure décision. Au contraire on pourrait craindre le risque de voir réactivée la pulsion agressive qui sous l'apparente soumission n'est pas évacuée. Un soutien serait à prévoir probablement longuement afin d'assurer au moins une réparation partielle des dommages subis. Chez Rina, la marque d'une vindicte, la cicatrice corporelle n'est que l'apparence de l'état de souffre-douleur qui lui est assignée dans ses précaires partenariats. C'est tout l'être qui en est ébranlé dans sa relation aux autres parce qu'il n'y a pas eu de relève accueillante à sa détresse enfantine. La défaillance de "l'entourage" est flagrante.

Dans l'exemple qui va suivre, l'atteinte porte seulement sur une modalité partielle du lien, qui a *désorienté l'enfant dans sa relation au monde*. Le retentissement est moindre, l'altération du premier lien n'est pas aussi grave. D'autre part des compensations bienvenues ont offert leur sécurité et leur appui. Ces présences rendent le pronostic plus favorable.

Alarme en écho

Troisième dans une fratrie de quatre, Yolande (32 ans) se situe comme mal acceptée dans une famille laborieuse et peu aisée. Maladive, se sentant de trop, battue pour sa nervosité, elle a toujours eu le sentiment de n'avoir jamais été prise dans les bras de sa mère. Celle-ci fut terrorisée à quinze ans sous les bombardements de la dernière guerre. La violence diffuse et persistante que la mère rappelait en vagues "obsessionalisées" indéfiniment,

64. Rey Flaud H., "Il faut remarquer cependant que selon la figure du masochisme primaire, le bon et le mauvais sont équivalents", ce qu'il nomme "l'unité des contraires primaires". *Le démenti pervers. Le refoulé et l'oublié*, 1993, p. 293.

a installé chez Yolande un cadre de résonance à l'environnement et surimposé des reflets de cet effroi.

Yolande se présente avec cette "chose" qui l'envahit, tétanie liée au bruit[65]. L'orage, le téléphone qui surprend, une scène de violence à la télé, un appel strident, provoquent l'affolement ou la sidération. Ainsi à sept ans lors de vacances en montagne, le fracas d'une machine broyeuse, l'a paniquée et elle s'est mise à courir aveuglément. L'intervention de son frère a arrêté son élan qui eût pu être fatal au bord d'une falaise. La protection, l'assurance, le sauvetage vient des hommes. De même que la consolation et l'affection venaient du père et de ses sœurs, l'une d'elle appelant le médecin en place de sa mère...

Ce sentiment d'une non-assistance maternelle, le ressentiment de n'avoir pas été "portée par sa mère" sont prévalents. Une mère dépressive peut enfermer l'enfant dans la souffrance. C'est la mère qui a endossé l'emblématique de la dissonance, du déchaînement, prototype de ce qui est menace et insécurité. Chez Yolande, ce qui est déposé en son être, c'est aussi le mot "bruit" devenu signifiant de "la chose" de sa mère avec laquelle elle partage seulement l'alarme primitive. Ce premier socle à la sensibilité relationnelle fut initiateur de l'invasion périlleuse du corps transi sur le vecteur sensoriel. Il s'y est ajouté une relation disqualifiée à la présence maternelle. La seule idée que sa mère la touche lui est répulsive en raison de l'association du contact corporel avec la réception des coups lorsque l'enfant manifestait sa peur. Nous voyons combien *fantasme et réalité composent l'image maternelle* en cette situation. La mère de la réalité distribuant les "taloches" se confond avec l'univers obsessionnel et perturbé des réminiscences ressassées par la parole de celle-là et venues se plaquer et s'intérioriser chez sa fille.

Contre le gré familial, Yolande a persisté dans ses études, satisfaisant son propre souhait de "disparaître" par la distance qui l'éloignait de cet univers, géographiquement autant qu'intellectuellement. Nouvelle distance au quotidien, une dépression réactionnelle à diverses difficultés d'accès à un poste souhaité fut heureusement suivie d'une rencontre bénéfique. Yolande s'est mariée à un homme de dix ans son aîné. Leur association

---

65. Kristeva J., "le son est un vecteur sensoriel de sens pulsionnel et affectif". *Nouvelles maladies de l'âme.*, Fayard, 1993. p.159.

professionnelle dans le souci de l'assistance des autres paraît lui offrir la sauvegarde contre les chocs envahissants et faire refluer les terreurs enfantines. Depuis la naissance de son propre enfant il y a un an et demi, les manifestations pathologiques auraient en partie disparu. Mais elle ne peut se risquer à l'épreuve d'une autre grossesse. Devant cette nouvelle perspective, elle est envahie de la crainte de ne pouvoir assurer une présence suffisamment accueillante à deux enfants en bas âge à la fois.

La présence de cette nouvelle grossesse paraît avoir ramené la peur d'une dislocation corporelle dont *l'image du corps menacé* a souffert. L'*image du corps* est aussi cet entrecroisement des sensations et ce qui est dit de soi. Elle peut être atteinte et troublée assez gravement. Le corps harcelé enregistre des émois parfois intolérables.

Yolande est fragilisée et focalisée dans l'attention à son enfant. Si elle venait à "flancher"comme elle l'évoque, elle pourrait voir resurgir les réminiscences du sentiment d'abandon, l'afflux de cette relation au monde et du chaos qui l'envahissait. L'éveil à sa propre relation maternante à son fils, sous l'attention conjugale bienveillante, pourra continuer à *redéployer ses modes d'attachement.* Elle ne peut brutaliser ce qu'elle en attend. Elle a besoin de consolider sa sécurité pour "les assurer tous", et conforter sa propre renaissance à d'autres assises.

La première maternité exercée peut revêtir un caractère "dévorant" qui appelle à un insupportable sentiment de recul, dans l'apparition d'un nouvel engendrement à prévoir. Nous avons croisé ailleurs le réel d'une seconde grossesse démarrée peu après un accouchement. Elle devient le porteur de la question et de l'angoisse qui n'avait pas encore émergé. Donner la vie, c'est se résoudre à la séparation d'une enfance à quitter. C'est accepter "le reflet identificatoire à la mère vieillissante"[66] et, de ce fait,

---

66. Bydlowski M., *Les enfants du désir.* PUF, Le fil rouge, 1997, p. 68.

entrebâiller les portes de la mort, la sienne comme devenir. L'articulation de la fécondité à la mort renvoie aux limites. On peut émettre l'hypothèse que cet aspect mortifère de l'angoisse qui l'amène à renoncer au second enfant, n'est pas absent chez Yolande, arc-boutée à la protection de son premier enfant comme à sa propre stabilité.

Il n'est pas nécessaire d'avoir subi des violences physiques pour se retrouver dans la configuration des *enfances douloureuses.* Les deux situations qui suivent illustrent pour la première un soubassement d'enfance si incertain que les tentatives d'entrer en communication s'échouent en impasses. A lire la seconde, on assiste dans le moment même à l'aversion, voire la hantise, où toute rencontre ou contact risque de prendre rapidement figure d'agression.

L'enfance en lambeaux.

L'émotion est contenue mais apparente chez Alice (22 ans) qui se sent victime de la fatalité. Effectivement des chocs jalonnent déjà son existence. Sa mère est décédée à sa naissance et elle a été élevée par des "parents nourriciers". Son vrai père n'a pas cherché à s'en occuper, puis l'a enlevée à neuf ans à leur affection attentive. Délaissée aussitôt, car il la confiait aux voisins, elle fut placée en foyer sous la protection de la D.D.A.S.S. Elle garde de ces changements l'impression néfaste d'une *menace* permanente: "dès que cela va bien, il me tombe une tuile", la plus récente étant que son compagnon a trouvé la mort dans un accident domestique, après deux ans de vie commune! Elle a cherché à combler le vide affectif réouvert par cette disparition brutale, mais elle se désigne "comme facilement piégée" par son besoin d'attachement. En cette nouvelle rencontre, rien n'avance, car "son ami a pris le large" Il ne reste que "le pépin", la menace où elle poursuit toujours un recommencement, cherchant "à remplacer" comme elle dit.

Pas de maltraitance avérée chez Alice; elle est seulement sous une incertitude permanente où périodes de transition succèdent à des bouleversements. Le sentiment de la durée, la notion d'une présence protectrice n'ont pas pu s'organiser autour d'une figure unique. Les étapes suivantes de son évolution ne sont que des tâtonnements sans véritable projet. Boris Cyrulnik voit en cette configuration "des troubles narcissiques où l'enfant va s'imaginer ce qu'il peut devenir plutôt que de le percevoir".

L'existence d'Alice ballottée en séquences et coupures a laissé chez elle en souffrance les rivages de l'attachement[67] premier, base élémentaire qu'elle devait à chaque fois utiliser pour lui permettre de "refaire du lien." Un déficit d'organisation autour d'une figure unifiante pour sa soif affective la livre au besoin impérieux d'une présence. Elle demeure sous la prégnance et la nécessité où son choix ne peut s'étayer ni sur un discernement, ni sur un projet préparé. Avec la "gentillesse" qu'on lui prête, elle mesure après coup l'écart entre "croire avoir des amis" et l'aridité froide "des gens qui ne lui ressemblent pas", les hommes en l'occurrence.

Alice a un emploi depuis cinq ans. En vérité cette preuve dont on lui dit qu'elle est l'expression de son autonomie, est surtout celle du besoin d'enracinement, de sécurité qui la tenaille. Ce "port d'attaches" n'est cependant pas suffisant. Notre médiation en reconfigurant le puzzle des événements partiels qu'Alice étale, la délivre momentanément de l'immédiateté que ramène chaque séquence vue en fatalité.

La grossesse dans sa réalité et l'obligation de s'en séparer la rejettent momentanément dans une nouvelle impasse. Cependant elle inscrit dans la pliure du moment une détermination, une prévention qui vient s'envisager. Cette confrontation produit un signe différent pour son regard vers l'avenir. Le déroulement énoncé avec elle lui permet de réapprendre celui des étapes où elle peut relire l'ébauche d'une progression, l'enclenchement d'une conscience de soi et partant leur signification qui en est le corollaire.

---

67. Ce terme renvoie aux études en éthologie. Boris Cyrulnik ajoute "Le défaut de lien risque de marquer longtemps l'enfant, sinon à jamais, car chaque changement renvoie à une plongée dans l'inconnu.." *Sous le signe du lien*, Pluriel Hachette, 1977.

Pour qu'un enfant puisse prendre sens dans la vie d'Alice, il serait nécessaire au préalable qu'un réconfort psychologique durable lui soit assuré. Ce soutien tenterait de faire évoluer ce qui apparaît comme un empilement de toutes les affections. A plus long terme il pourrait rassembler en son être les investissements éclatés et assurer le report transféré sur une figure tutélaire stable. Ainsi opérerait-il le passage vers une affectivité plus adulte, mieux située dans ses attentes. Ensuite pourrait advenir un dégagement vers des choix plus élaborés, et pourquoi pas, un véritable désir d'enfant.

A propos de ce cas, ajoutons une remarque importante: on met souvent l'accent sur "la relation à la mère", ce premier soutien primordial de chacune de nos vies. Ici on perçoit que le défaut d'une mère parcellisée en multiples figures est bien celui d'une relation stable, le défaut d'une *enveloppe de sécurité*. Il ne s'agit donc pas d'accuser les mères ou les pères comme on le fait, porteurs de l'antécédence. Ce qui est à comprendre, c'est le "style de relation", la manière dont se sont enclenchées et construites les intersections de soi et de l'autre dans la parenté.

Ce qui est à analyser, ce sont les circonstances qui ont produit les interactions dans les deux sens en cette première assise. En un seul entretien limité dans le temps, nous ne pouvons en appréhender que certaines manifestations et seulement tenter d'en dénouer quelque peu la charge énoncée ici.

Lorsqu'il n'y a pas de véritable maltraitance, les *fantasmes d'abandon* peuvent néanmoins émerger. L'image de soi en relation est troublée ou mal assurée dans l'antériorité dont elle tire une partie de son fondement. Elle ne soutient pas encore ce qui se présente en à-venir et tout particulièrement sur la flèche de la filiation.

Dans l'histoire suivante, une certaine soumission pour "être aimable" sert de fragile rempart aux blessures d'enfance.

Défensive, la peur de l'autre

"Ils sont tous comme cela dans la famille" chuchote Minnie (22 ans), déclarant sa maisonnée envahie de la crainte du père qui crie et tempête[68], tous terrorisés à l'instar de leur mère.

Quand elle vient consulter, son partenaire l'a quittée. Timide, parlant peu, solitaire, même dans l'exercice de son choix professionnel, elle paraît orientée par la crainte des autres comme agresseurs potentiels. Elle révèle sa hantise "de n'être pas à la hauteur, d'être obligée de se dépêcher", en toutes circonstances.

La seule possibilité en la brièveté de son passage à l'hôpital, c'est de témoigner à Minnie qu'elle peut se fier à une parole qui ne la brutalise pas. L'essentiel pour elle étant *d'entrer dans une relation où l'aversion ne trouble pas sans cesse les ponts qu'elle tente d'établir* hors de sa famille. Nous essayons par le soutien psychologique mais aussi en particulier par les gestes médicaux à l'égard de son corps de déconnecter l'inhibition et l'inquiétude qui paraissent marquer tout contact corporel. Nous sommes devant un "travail de base."L'être doit ici retrouver dans la proposition d'une ambiance accueillante d'abord une "enveloppe" des soins qui n'agresse pas, alors qu'elle "s'attend au pire". Ce souci et notre attitude diffèrent l'éprouvé redouté, la réponse pulsionnelle défensive toute prête et lui offrent la trace d'une voie nouvelle à la relation. Celle-ci aura ainsi quelque chance de s'inscrire dans le souvenir au registre d'une satisfaction narcissique, ouvrant si peu que ce soit des perspectives bienfaisantes, renouvelant sa vision uniquement centrée sur "son horreur des hommes". L'*attention discrète au corps* à travers les signes envoyés est une *autre manière d'écouter.*

---

68. Vasse D., "La mère dépressive ou le père sévère emprisonne l'enfant dans la souffrance ou la colère qu'il éprouve." *La grande menace,* Seuil, 2004, p.189.

La grossesse, autre violence subie, se présente sur un registre autopunitif, voire autodestructeur, par retournement agressif. Sur ces "narcissismes négatifs", nous tentons avec toute l'équipe d'accueil non seulement de ne point renforcer la culpabilité sous-jacente mais de faire entrevoir la possibilité d'un *autre mode de communication.*

Dans sa vie, Minnie est constamment en transit et il ne peut y avoir de solution de continuité pour une nouvelle naissance sous les images parentales tellement insatisfaisantes. Ces liens défectueux de l'ancrage chaotique et par là-même flottant, infiltré d'irrésolu, n'ont pas construit son être. A l'aveugle, elle cherche à se glisser en d'autres traverses, mais elle ne pouvait présentement opérer que par *tâtonnements d'identité.* L'enfant terrorisé perd toute initiative et opère seulement par avancées hésitantes. Devenu adulte, il sera encore envahi de ces réminiscences.

La protestation initiale de Minnie qui la situe dans la soumission à une catégorie implicite ("tous comme cela"), témoigne dans la révolte qui s'infiltre en cette circonstance du désir d'y échapper qui la traverse. Notre réponse dans les attentions données à cette jeune femme ébauche et apporte quelques sécurités dans la relation à l'autre. Notre propre élaboration à son égard lance un fil conducteur qu'elle peut saisir pour construire un univers où *les images relationnelles peuvent vivre sous des aspects apaisés.* La circonstance où son identité féminine s'interroge est justement l'occasion de glisser au-delà du soulagement, vers la confiance en soi où se renouvellera une attente.

Pour F.Dolto "mettre des mots sur ce que dit tout enfant, c'est humaniser ses sentiments"[69] et le défaut de mots "est un handicap pour la vie". Le défaut d'échanges ou les échanges réduits aux prescriptions quotidiennes, règles du "clan" devenues institutions, certains "climats" éducatifs produisent ces effets délétères. Ils

69. Dolto F., "quand un enfant souffre ou qu'il est heureux, il faut plutôt mettre des mots sur ce qu'il ressent et ainsi humaniser ses sentiments". *Les étapes majeures de l'enfance,* Gallimard, 1994, p. 49.

portent une charge mortifère qui détruit le capital de confiance et d'expression. Dans ce cas, le style de défense prend tournure de froideur, d'inhibition, quelquefois de mensonge en guise de protection. Toutes ces opérations privent l'enfant d'élaboration des situations difficiles qu'il va rencontrer au cours de l'adolescence. En remplacement, le *"passage à l'acte"* sert de passerelle, vient signifier le malaise. Le *passage à l'acte* est très souvent la mise en ordre d'un chaos par défaut d'élaboration psychique. Une grossesse en général fait lien; rejetée, elle signifie une coupure nécessaire ou une mise à distance de l'enfance ou de l'adolescence, voire le besoin de renverser une situation.

Nous avons relaté[70] le cas de Gentiane (24 ans). Elle n'a trouvé d'autres moyens d'exprimer son désarroi au sortir d'une adolescence qui s'éternise que sous la forme de deux interruptions de grossesse. Réfugiée dans le mutisme en raison des énoncés tonitruants de sa mère, "elle s'emmure" dit l'ami qui l'accompagne. Dans l'entretien, elle a réussi néanmoins à déverser quelques griefs. De même qu'elle évacue son malaise par l'interruption de sa grossesse, elle se surprend à cette occasion "d'avoir tant parlé".

Ces *passages à l'acte* viennent à la place des paroles qui n'ont pu trouver ni leur expression à des moments cruciaux, ni interlocuteurs pour recevoir les désarrois. Nous disons qu'ils les représentent, qu'ils témoignent, voire qu'ils sont *symboliques.*

Toutes les femmes dont une part de l'histoire nous est présentée, sont de diverses manières terrorisées. Sur cette crête sensible, il suffit d'un léger dysfonctionnement pour que la prise contraceptive soit irrégulière ou manquante, c'est-à-dire favorisant l'apparition d'une grossesse. Pour chacune, une *menace extérieure* paraît avoir été *déclenchante.* Chez Rina, qui a subi de réelles violences, ce sont les surcharges agressives de la part de son partenaire qui ont atteint dernièrement un paroxysme. Yolande voit grandir sa fille et quelques réactions qui la déstabilisent dans leur nouveauté, lui font aborder une étape du développement de

70. Rondot Mattauer B., *La dynamique du sens,* Erès, 2003, p.133.

son enfant avec appréhension. Pour Alice et Minnie, les compagnons respectifs "ont pris le large," renforçant échecs et sentiments d'abandon.

Pour toutes, *l'enfance en lambeaux,* semble occuper tout l'espace relationnel. Nous sommes passés d'une maltraitance visible dans la réalité (Rina) à une angoisse du lien archaïque qui perdure (Yolande). Alice est en défaut de figure unifiante, et Minnie sous l'emprise de la seule peur des autres. Dans les situations parcourues, nous sommes en face des aspects quotidiens des coups et des manipulations. Les styles de défense ou de protection se présentent sans élaboration et risquent de se figer en passivité, *soumission,* assujettissement.

Nous vérifions que le *contexte relationnel passé* surgit en ces situations. L'incertitude qui préside à toute identification se voit ici renforcée.

En dehors des assises précaires de chaque "style de relation", la mise en route d'une grossesse qu'aucune femme n'avait ni prévue ni souhaitée est comme une interrogation sur la capacité et la manière d'être, tournée vers la féminité. Sur la trame d'une *filiation si mal construite* pour chacune, c'est en direction du dessein d'engendrer que "l'inconscient" fomente le trouble et les contradictions, dans ces périodes de flottement et de fragilité. Sans doute d'abord pour franchir la ligne de démarcation enfance-adulte dans l'expulsion de ce "*représentant" d'une enfance* vécue comme *néfaste.* Expulsion qui est auto-agression autant que violence dirigée vers la mère évoquée. Il n'est pas évident de trancher entre ces deux pôles pour désigner le plus agissant.

Toute menace extérieure vient *rappeler les menaces intérieures* toujours à l'affût. La tension qu'elle éveille est *"un moment narcissique" de fragilisation,* car le sentiment de dévalorisation ou de perte est intense. On peut même y déceler des *effets dépressifs.* Le corollaire en est un *flux de revendication* pour colmater le malaise diffus qui a précédé l'événement de l'apparition d'une grossesse. Nous verrons ce flux se présenter comme *réassurance* dans la plupart des cas.

Réassurance, illusion et soumission, dans "l'histoire" suivante.

Séquences du masochisme : mirages.

Ballottée par les événements, femme sans défenses autres que quelques sublimations intellectuelles, Sybille (32 ans) décline ses aspirations idéalistes qui la mettent à la merci des exigences d'autrui et lui ont fait supporter un quotidien dévoué jusqu'à l'humiliation.

Elle s'exprime posément, sans émotion comme sans colère, à l'égard d'une première alliance conjugale. Trois enfants sont nés dont deux "choisis" en leur temps. Leur père en a obtenu la garde après divorce bien qu'il se trouve soit en maladie soit au chômage, déclarant qu'il n'a plus envie de travailler, car c'est elle qui est partie, ... Elle a été déboutée de son maternage, car il a produit un certificat qui la dégradait malgré son niveau d'études. Sybille raconte avoir été "subjuguée au départ par les échanges mystiques" qui ont fait vibrer sa personnalité sensitive. Néanmoins elle s'est sentie "la propriété privée" de son mari qui la reléguait dans des tâches ménagères, mise à l'écart quand il recevait ses amis, absente de l'éducation de ses enfants car ses échanges étaient immédiatement contrariés. A Noël, elle n'a même pas pu les voir, "il les a fait disparaître"!

L'homme qu'elle a rencontré présentement (55 ans) est un "garçon solide", cultivé et passionné des mêmes choix, auprès duquel elle aurait trouvé "une planche de sauvetage."

Les bases de cette liaison ressemblent fort à ceux de la première. Le discours de Sybille est parcouru d'images parfaites, celle de sa mère intellectuelle comme elle et qui a cessé de travailler pour élever ses enfants, celles de ses propres critères d'harmonie qui obscurcissent tout discernement sur les qualités réelles des hommes qui lui échoient. C'est elle qui n'a pas opté pour la garde alternée de ses enfants. Pression ou naïveté dans l'idée qu'elle les protégeait de cette dispersion permanente? Avoir des enfants reste en forme de vœux ou d'antériorité, et pas dans le combat pour exister à leurs yeux. Cette grossesse-là qui devrait la rappeler à la réalité, est probablement un avatar compensatoire, apparition d'une gratification, incompatible pour son compagnon argumentant de son âge pour la refuser.

On voit défiler dans le récit de Sybille la duplication des situations qu'elle tend à reprendre sans s'apercevoir de ces retours sur des voies identiques à certains égards. Dans la déréliction d'une identité maternelle qui lui est sans cesse refusée ou qu'elle se refuse, cette grossesse était-elle un sursaut pour trouver sa place en ce féminin-là? Il court sous cette passivité une souffrance mêlée à des reflets punitifs, qui rappelle une conduite de "masochisme moral"[71]. Mais en son être, la soumission est recouverte et masquée par ses élans mystiques. "La tendance masochiste reste en général cachée à la personne et doit être déduite de son comportement" dit Freud. Nous pouvons reconnaître dans le sien, le point de tension où se nouent souffrance et jouissance, douleur et plaisir. Le masochisme est cette impasse du désir humain où se réalisent la collusion, pulsion de mort et pulsion de vie, "où Freud voit dans cet alliage un sentiment de culpabilité visant le père oedipien."[72]

Quand Sybille décrit les sévices dont elle était l'objet, elle garde un ton doux et mesuré où l'émotion est éteinte. Elle est seulement envahie d'impulsivité et dans l'impossibilité de donner forme à ses souhaits.

2- Relation à l'autre avant soi : faille paternelle.

D'où vient ce vœu d'enfant qui apparaît en faux témoin d'un appel?

Le temps oedipien.

Dès l'enfance une interrogation vient se poser vers un "savoir" concernant son appartenance et son identification à un des deux

---

71. De Decker G., *L'IVG, Une clinique du masochisme* ? Mémoire de DESS, Université Paul Valery- Montpellier III, UFR V, Science du Sujet et de la Société, juin 2003.
72. Idem.

sexes. La fillette suit des détours plus périlleux que le garçon, détour où "être pareil va osciller". Le fantasme d'expression d'une toute-puissance hésite entre les deux parents. C'est parce que la petite fille s'identifie d'abord à sa mère, qu'elle projette de devenir aussi la femme de son père et partant d'en obtenir un enfant. Entre proximité et rivalité à la mère, s'organise l'idée de posséder cet "objet" paternel, le pénis, dont elle croit d'abord sa mère pourvue. “L'avoir ou pas” se dessine en toile de fond à partir de ce moment qualifié d'œdipien. La voie de résolution oedipienne entraîne la fillette au renoncement de ses "fantasmes" vers ce que l'on nomme une *castration symbolique.* Selon la manière dont ces *deuils précoces* auront été surmontés, il en restera l'expression active de recherche qui pourra transiter par des sublimations ou obscurcir la procréation par exemple.

La problématique oedipienne, selon la psychanalyse, phénomène transitoire et universel, “*tournant inaugural et décisif*”, contraint à abandonner les investissements posés sur le père et la mère. Freud remarquait que “*Le complexe d'Œdipe est quelque chose de si important que la manière dont on a donné dedans et dont on s'en est sorti ne peut pas ne pas avoir de conséquences.* ” Transformation qui peut se produire sous le *“signe de l'hostilité"*. Mais, si le père sait à la fois rassurer l'enfant de son amour et en poser les limites, il lui transmettra le confort de sa féminité, entre séduction et attente.

Au versant oedipien, le désir incestueux “impensable” est en cause, et la perte de la toute puissance enfantine, en évidence. Dans l'examen approfondi des *répétitions de l'interruption de grossesse* chez une même femme, nous avons trouvé que la convergence vers ce moment "oedipien" et de ses émois est patente. Le conflit intra-psychique est déjà manifeste dans l'aversion à la prise contraceptive où se met en place un certain refus de la connaissance ou de l'expression de son identité et de ses désirs envahissants. La grossesse transite en "*fonction névrotique*"[73] comme une tentative à l'égard d'un "qui suis-je", d'un éprouvé de soi incertain, jamais totalement acquis.

Réplique du balancement identitaire dans l'enfance, dans certaines conditions la revendication oedipienne met en émoi la trame de filiation. *Le passage à l'acte* se découvre également flagrant.

Ciel d'enfance

Emma (28 ans), femme amazone, bien campée depuis l'enfance à l'épreuve de tous les jeux sportifs, fut élevée au tempo d'un " garçon manqué" sous les stimulations fraternelles et paternelles. Le contrepoint maternel y tempérait de son calme et de sa sollicitude les activités masculines exubérantes. Protégeant sa violence personnelle qui peut lui être intolérable voire menaçante dans l'excès et le risque de débordement, Emma a opté pour une fiabilité rassurante et sereine chez son conjoint. Le choix d'un époux s'est porté depuis cinq ans vers Alix, modèle du masculin attendu dont la diversité des intérêts et la curiosité intellectuelle l'étonnent toujours. Elle "n'aurait pas supporté une personnalité identique à la sienne." Amoureux depuis dix ans, Alix essaie de suivre le dynamisme impétueux d'une compagne impulsive... Malgré des efforts certains pour partager ses activités sportives, un déphasage s'insinue "on passe le temps à se courir après". Il a pris à ce compte figure de casanier. Même leurs souhaits d'enfants ne se sont pas ajustés. Récemment, en pleine désorientation du couple, elle est tombée enceinte alors que ni l'un ni l'autre n'étaient accordé à ce projet : un premier avortement a eu lieu.

Une passion éblouie fit divergence au désarroi qui s'ensuivit. L'homme idéal, par son humour aussi pointu que sa qualification, et de surcroît partageant son accrochage aux sports, vint emballer sa séduction féminine. En tâtonnements incertains, cette nouvelle effusion a vu réapparaître un désir insidieux des marques maternelles par la procréation. Emma se retrouve sur les traces d'une mère aimée, portant une grossesse dont elle se demande qui est le père.

73. On appelle "*névrotique*" ce qui présente un *caractère conflictuel* et qui résulte d'une réactivation d'autres conflits anciens mal résolus ou mal colmatés. Ceci n'est pas à assimiler à une névrose pathologique.

Sous les afflux contradictoires et les tiraillements entre des exigences éthiques et morales évidentes, régulatrices des explosions affectives, Emma se retrouve piégée. Ces flamboiements expriment une pulsionnalité où l'aspect "critique de l'existence" (c'est elle qui souligne) est toujours au premier plan et l'emplit d'angoisse.

Elle ne veut détourner ni son amant marié et briser sa famille, pas plus que rejeter définitivement son mari. Quelques années en arrière, si elle s'était trouvée dans une pareille situation, elle ajoute qu' elle "aurait foncé tête baissée, dans l'exaltation de ses découvertes, mais "s'y serait trompée à coup sûr à 80 % " juge-t-elle.

La crise du couple est redoublée d'une crise adolescente où les présences sont d'abord idolâtrées avant d'être exaspérantes. " On brûle ce qu'on a adoré," remarque la sagesse populaire. "On se ment à soi-même," dit-elle. Actuellement elle côtoie l'inabordable rivage de la maternité dont l'enfant inaccessible reste momentanément dans l'imaginaire. Et si avec lui s'évanouissait aussi dans le passage à l'acte récurrent l'enfance merveilleuse, l'adolescence qui s'éternise et qu'elle poursuit en battement entre *protection choisie* et *séduction retrouvée*.

La perte inévitable, dramatisée sous l'armature des apparences d'une vitalité effervescente, fait vibrer l'expression juvénile des *émois au versant oedipien.* Emma vient d'en soulever brièvement les facettes pour en expulser l'enfance. Passerelles de deuils, fils conducteurs, épreuves où "tomber enceinte" la mène à *se reconsidérer* dans les attentes qui la tenaillent.

Plus rien ne sera comme avant.

Angèle (22 ans), sous ses allures libérées, est encore très attachée à ses parents divorcés. Elle vit chez son père et sortait à l'insu de ce dernier avec "un homme beaucoup plus âgée qu'elle", grand ami du père. Elle donne de celui-ci une description enthousiaste, pleine d'admiration et dit l'extrême fascination qu'il exerçait sur elle depuis l'enfance… Elle ne prenait pas de moyen de contraception, sauf en "calculant", n'acceptant aucune contrainte, ne voulant en rien entraver sa liberté. "Optimiste de nature", elle avait naïvement pensé qu'elle garderait un enfant s'il se présentait.

L'arrivée de cette grossesse dans la réalité bouleverse soudainement ce panorama imaginaire. Elle en décrit fort bien le cheminement où elle s'est progressivement "repérée", dans son accueil initial avec fierté et joie de "se voir enceinte". Puis les analyses qui ont confirmé une *certaine matérialité* à *cette grossesse*, ont introduit l'incertitude, les hésitations, le désespoir et enfin la décision d'avorter. Un enfant de cet homme est devenu *inconcevable* et l'ambiguïté de la relation est venue s'imposer (un enfant du père !) Culpabilisée, elle taira l'IVG comme elle a tu son aventure à son père "craignant de le décevoir" et ne souhaitant pas "s'exposer à son jugement" qu'elle sait "sans appel".

Tout se dispose en ordre : elle va informer son partenaire, ignorant de la situation, rompre avec lui dans la certitude que leur relation redeviendra amicale. Elle enjambe sa déception, resituant différemment les protagonistes "du drame". Et déjà elle a renoué avec sa mère qu'elle aide en son travail, et projette de reprendre des études interrompues. Elle mesure dans l'étonnement l'ampleur du "chemin parcouru" depuis la réflexion précédant la décision dont elle retraverse et clarifie à l'entretien les incidences et les rétrospectives.

Elle "n'est plus une petite fille" et "plus rien ne sera comme avant".

Ce n'est pas le monde qui a changé, c'est la couleur des choses. La trace d'un homme apparue là, engendrant la césure, rend nécessaire et fructueux le "travail" psychique possible en ce détour diagonal. La lucidité apparue a provoqué le changement de la tonalité des retrouvailles avec soi ! L'enfant restera imaginaire. Passer à l'acte d'interruption peut être celui de reconnaître que "l'objet"(l'enfant fantasmatique du père) marqué de refoulement ne peut exister ; c'est *se marquer de la coupure.* La grossesse dans sa réalité restitue partiellement une revendication gratifiante. Le retournement atteste que la perte découvre de son aveuglante clarté un envoi qui s'est trompé d'adresse. C'est Angèle qui néanmoins en a reçu le message.

Brouillage

Au tribut des attachements antérieurs, la survalorisation de l'image paternelle est une des expressions de base où la séduction joue sa partition. Mais sur un autre versant, l'*insatisfaction voire la rivalité à la mère exacerbée,* occupe son poste vigie sur le trajet des émois oedipiens.

Josette (15 ans) est tombée enceinte au moment où son père " refait sa vie." Reproches et griefs pleuvent envers cette paternité chancelante. Elle est en placement institutionnel, ainsi que ses deux sœurs. L'entêtement à garder la grossesse n'a d'égal que la réprobation du père qui l'introduit. La seule défense de Josette à la violence verbale et aux menaces d'enfermement qu'il brandit est de résister. La panique s'empare du père qui semble presque lui reprocher son existence. Manifestement, il n'est pas question du jeune ami qui serait auteur de cette grossesse.

C'est un huis-clos père-fille, où il coupe les liens qu'elle tente de retenir en lui présentant celui de la génération à venir. L'espace générationnel se brouille car il vient d'épouser une plus jeune femme que la mère de ses enfants et sa fille lui renvoie l'instance d'une "grand-paternité" insoutenable. En effet, il ne veut même pas occuper la place du père qui l'oblige à être responsable des trois enfants qu'il a écartés !

A propos de ces deux cas, les remarques s'imposent. La rivalité à la nouvelle femme du père de Josette a déclenché la flambée d'une revendication d'enfant. Réclamation, exclamation pour exister face à ce père en lui présentant un autre enfant qui lui rappelle et son âge et la carence à l'égard de sa propre descendance. Quant à Angèle, elle substitue à la proximité au père un ami de la même génération. Dans les deux cas, le décalage générationnel des choix du ou de la partenaire a entraîné une *perturbation le long des liens de la filiation.*

On rencontre en ce "carrefour" oedipien, le refus masculin dont l'image blessée ou qui n'a pas encore abouti, fait obstacle radicalement à la procréation.

Qui suis-je : au croisement oedipien, l'ombre du père.

René tente dans sa profession de rivaliser avec son père. Réussir est une satisfaction qui doit l'insérer dans la lignée paternelle. Myriam, sa compagne (30 ans), a tenté de l'entraîner dans un souhait d'enfant auquel il aurait consenti. Mais plus la grossesse se concrétise, plus il va de revirement en acquiescement et vice-versa, voire en dénégation d'être le géniteur.

La fin de non-recevoir qui renverse l'accueil prévu, a développé chez Myriam une telle souffrance qu'elle la renvoie en agressivité dès son entrée à l'hôpital. Son espoir malmené, déçu, la met dans un désarroi si intense qu'elle affronte de manière abrupte tout le personnel du service.

A 37 ans René n'a pas terminé un diplôme professionnel qui le mettrait à égalité avec son père. Cette compétition est devenue le but principal hors duquel il ne peut envisager son existence et son parcours.

Comment être père quand on n'a pas le sentiment d'avoir été reconnu par le sien? En effet cette rivalité paraît émerger encore du registre oedipien que le père exacerbe. Selon Myriam, celui-ci n'a pas relâché la pression sur son fils unique, le maintenant dans la dépendance et la tension. Mais l'image de prestige après laquelle René court est d'abord celle d'être ce "tout" à ses propres yeux. Repli narcissique où il lui est sans doute actuellement impossible d'envisager d'autre accomplissement. Dans cette captation, il ne sait plus à qui appartiennent les attentes. La satisfaction que la réussite possible de René assurerait paraît le seul but que conjuguent père et fils. A tel point que douter d'être lui-même le géniteur, témoignerait de son inexistence dans la vie de sa femme ! L'inaccessible image vient barrer son évolution vers une paternité.

Myriam offre la paternité à René comme un pavois à une nouvelle stature. Mais il n'est pas en disposition d'assurer son rôle auprès d'un enfant. Le père en lui est dénié, voire humilié par son propre père. Sa réussite, seule résolution, est érigée comme le tout de la personne et fait obstacle à toute relation latérale qui l'encombre plus qu'elle ne l'exalte. L'enfant lui désignerait son agressivité et cette place qu'il occupe encore sous le regard paternel.

Miroir ou écran, c'est l'enfant merveilleux qu'il peut devenir qui le mobilise intensément. Il y a quelque chose d'inachevé, proteste-t-elle. Effectivement il n'a pas achevé la traversée de l'agressivité constitutive des premiers parcours enfantins dans le sillage du père.

A travers toutes les traversées que nous venons de croiser émerge le *besoin de "satisfaction"* éphémère et *transitoire.*

3-Relation à l'autre avec soi : espace fraternel déchiré.

Les antécédences dans la relation à l'intérieur d'une fratrie peuvent surgir au moment où l'identité féminine s'interroge, et embarrasser de perplexité, l'image de fécondité.

Refus d'enfanter, contre-nature?

Garance est une jeune femme de 26 ans à l'allure décidée. Enseignante à l'étranger, elle ne tiendra pas son ami au courant ni de son état, ni de sa démarche, car il est resté là-bas. En cette occurrence, il est mis entre parenthèses. La décision de Garance est sans hésitation, car elle "ne supporte pas les bébés" avant qu'ils n'atteignent au moins trois ans. "Si je le gardais, je le donnerais à ma mère et je le lui reprendrais à trois ans quand il devient intéressant." Elle parle de l'état de larve à cet âge, de manque de vie. Cette réticence que nous interrogeons a d'abord concerné les enfants jusqu'à quinze ans. Puis la répulsion s'est atténuée, mais le contact avec un bébé ou un enfant en bas âge reste exclu. D'ailleurs elle dit "ne rien ressentir de la présence d'une grossesse : c'est comme si cela n'existait pas", donc "cela ne m'atteindra pas."

Radicale mise à distance, voire dénégation sous "l'étrangeté" qui devrait clore ce choix et le dialogue. Pourtant cet état d'esprit, cette fin de non recevoir, se laissent alors appréhender si on prend temps et respect au lieu de s'insurger.

> Le premier bébé avec qui Garance eut maille à partir fut sa sœur, née quand elle avait douze ans et deux frères plus âgés. De cette quatrième progéniture qui la délogeait de sa position privilégiée de fille unique, elle en parle avec une émotion froide où s'insinue dans la voix une sorte de vindicte retenue. Dans les premiers mois de cette naissance, elle "n'avait pas l'impression d'une existence à ses côtés". Elle s'est dérobée à cette réalité, scotomisant la souffrance et la rivalité née avec cette présence. Etau délicat des sentiments à desserrer, la relation s'est figée dans une définition où Garance se situe seulement en position "d'apprendre quelque chose à l'enfant".

Nous remarquons que l'âge approprié à cette relation est limité actuellement et arbitrairement à trois ans comme degré de disponibilité à un être en mesure de lui répondre, de lui renvoyer le reflet de ses capacités. Sous son aspect mortifère de refus, l'affect, hors de l'expression "cela n'existe pas," ne peut même pas être endossé actuellement, ni développé dans le dialogue. Réfugiée derrière l'écran du savoir professionnalisé, elle n'a pas accès, même après l'acte qu'elle vient de poser, à ce dévoilement silencieux qu'il opère. Bardée des rationalisations de ses actes et de certitudes confortables, elle donne peu de prise à l'émoi. Il n'y a pas lieu de forcer ses défenses et de déchiffrer plus avant le processus qui accompagne en filigrane son choix. Nous pouvons simplement supposer et avancer à son entendement que son refus actuel s'enracine dans cette situation solitaire entre des frères trop grands et une sœur trop jeune.

Ici les empreintes relationnelles paraissent s'être modifiées en raison non seulement d'un délaissement supposé de la part de la mère, mais aussi de l'âge où Garance a du faire face à cette relation intrusive à son goût. Sa place était probablement sinon une réalité du moins dans l'esprit de l'enfant, privilégiée en tant que fille, dans l'ajustement avec ses frères et les attentions de la mère et du père. Aucun indice ne fait mention de celui-ci. Nous ne remarquons en l'occurrence qu'une brève allusion de perte de l'affection maternelle à cette époque, fantasmée ou réelle (?). Le refoulement (cette parenthèse, ce quelque chose mis de côté) du sensible où le sentiment à l'égard de l'enfant est maintenu à distance, se déplace et ponctue un tournant. La petite sœur en bas âge ne fut-elle en mesure de répondre à ses sollicitations que lorsque Garance eut quinze ans et le bébé trois ?

Entre douze et quinze ans le moi adolescent paraît avoir pris ses marques en modifiant à son bénéfice la rigidité de son déni de la présence inconfortable, déni insoutenable à long terme. La position dominante était probablement sur cette personnalité ombrageuse la seule possible pour admettre la présence de cette fratrie-là. Prendre la conduite des apprentissages pour sa sœur et retrouver également par là une certaine rivalité à l'éducation maternelle était aussi déployer la valorisation narcissique gratifiante qui fut un moment décentrée. On sait par ailleurs que "la maîtrise intellectuelle est un processus de défense contre l'angoisse".[74]

Tenter de remonter aux racines de son refus comme Garance accepte de le faire entre-baille un possible déplacement de ses choix d'investissements. L'effraction que vient d'opérer la grossesse est ce passage fulgurant d'une "lettre" dont elle amorce seulement quelque lecture et quelques pas vers le décryptage, comme si aller plus avant dans sa mémoire n'était pas encore envisageable. L'avortement sera-t-il une étape vers un dégagement affectif? Nous n'ébauchons avec elle qu'une indication en direction des investissements à inventorier, non leur réelle trajectoire. Il ne s'agit pas d'une vérité toute faite et définitive, mais seulement de points de repères à joindre pour tenter compréhension et peut-être soulagement.

Rappelons qu'elle seule a décidé son avortement et n'admet pas l'intrusion du compagnon. Mais cette détermination, posée au début de l'entretien, participe d'une réaction défensive brandissant le refus momentané de la procréation. Elle n'est pas à prendre au pied de la lettre. Au regard clinique de la médiation psychologique, la personne n'est pas réductible à ce qu'elle énonce. On ne peut

74. Vasse D., *La grande menace.. La psychanalyse et l'enfant*, Seuil, mai 2004, p.493.

augurer de ce qui se passera en présence de l'homme qui partage sa vie. Là est toute la différence entre réaction actualisée et son rebondissement une fois l'acte passé. Le nouveau "travail" de l'inconscient et de l'interrogation posée au "moi" en ce passage, pourrait engager une diversion à l'assurance dont elle faisait preuve. Si on rapproche les deux déclarations, l'une à l'arrivée de la sœur "l'impression d'une inexistence" et celle actuelle "comme si cela n'existait pas", on peut se demander si cette fausse position triomphante ne cache pas une dépression narcissique en prise directe avec le déni initial. L'absence masculine dans le discours n'est pas abordable. Cependant si celle-là intrigue, aucun de ses dires ne nous permet d'aller plus loin.

Dans le cas suivant, le refus est partagé entre les deux alliés du moment. L'opposition masculine à la venue d'un enfant vient signaler les *craintes fantasmatiques résiduelles de l'enfance.* Leur prégnance, si elle n'est pas livrée au regard extérieur comme on l'a perçu dans une certaine maltraitance, n'en est pas moins *exacerbée sur la ligne de filiation.* Les réactions flambent à certaines circonstances totalement imprévisibles.

Le même et l'autre: gémellité, totalité?

Henri (22 ans) n'avait jamais réalisé que la grossesse pouvait être une situation qui serait sinon insoutenable du moins désagréable. Cet aspect de la réalité dans la relation à sa compagne vient interroger le désir qu'il n'a pas d'être père. "Je ne peux m'engager sans être sûr de ce que je vais lui donner, psychologiquement," précise-t-il. Car les conditions matérielles seraient réunies s'il acceptait la venue d'un enfant, mais il faut qu'il puisse "tout lui donner, affectivement s'entend", ajoute t-il.

L'image d'une totalité, lorsqu'elle est avancée porte elle-même une interrogation. Qu'est-ce qui vient se représenter sous cette formule ?

C'est Henri qui oriente et pointe la figure de ce "tout", en se désignant comme jumeau d'un frère qui a déjà deux enfants. Les remous professionnels l'ont quelque temps éloigné de celui-ci ; mais Henri vient de réaliser son retour dans le giron parental et la fratrie dont la séparation "avait été dure".

On s'attendrait à ce que cette grossesse incite Henri à un parcours fraternel similaire, en mimétisme à son jumeau.[75] Bien au contraire elle le déstabilise. Il est encore amarré à l'ombre d'une relation au père, sorte de statue du commandeur qui décidait de tout. Henri n'est donc pas capté dans son reflet fraternel, mais dans un autre espace de "totalité." Le frère évoqué paraît s'être mis à l'écart de cette pesanteur. Par la distance prise, celui-là s'affirme, voire imite l'autorité et le volontarisme paternel.

Cependant qu'Henri a pris couleur du faible. Même ses compagnes ont toujours été "des filles plus fortes que lui"; "elle sait ce qu'elle veut", souligne-t-il, émettant ainsi l'échec de ses propres choix. Il a pris une semaine de congé, il a besoin de ce temps, de cette distance pour réfléchir, tellement cet événement bouleverse son identité. Ce qui lui est proposé est proprement exorbitant et le *délogerait* de sa place filiale ou fraternelle.

Si le comportement d'Henri n'est pas en miroir de celui de son jumeau, il lui reste encore à délier une relation qui le situe dans une configuration d'amour haine envers son père, dont il est délicat de s'extraire. Il ne peut s'engouffrer dans une affection inconnue, celle d'un enfant, alors qu'il lui faut d'abord se désengluer des proximités qui l'accaparent et des fantasmes qui l'accompagnent. Il prend ici conscience d'une mesure du temps où l'enfance ne peut plus lui être restituée, même et surtout s'il vient de réintégrer sa famille.

Alors qu'il opérait ce rapprochement, les échanges ont été quelque peu recomposés et ce changement a provoqué chez Henri et Lili des ajustements conduisant à ce rééquilibre du couple. "La conduite familiale et filiale de son compagnon était devenue méconnaissable," dit -elle.

Cet "accident" vient comme si la jeune femme était tombée enceinte pour qu'il puisse saisir l'occasion de se regarder ailleurs que dans sa relation imaginaire aux autres si proches, trop proches.

---

75. Nous avons vu deux jumelles venir demander une IVG à trois mois d'intervalle.

Ce "passage" vient l'obliger à aborder le passé qu'il maintenait enclos. Ici également, se construisait la vie au coup par coup, exemplaire du défaut d'élaboration.

> Henri partageait son existence avec Lili depuis deux ans et demi. Ils n'avaient jamais engagé la question de la venue d'un enfant. Je vivais plutôt au présent "au jour le jour", dit-il, sans référence explicite au passé, comme sans projet. De plus, rien ne lui appartenait au registre personnel, hormis sa profession.

Mis à part la "sévérité "paternelle, l'enfance d'Henri s'est déroulée sans chocs ni véritables heurts. C'est seulement de *distance qu'il s'agit.* Le rapprochement géographique néanmoins consenti par Lili a enclenché le processus qui peut entraîner l'écart souhaitable et la dynamique du "qui suis-je", selon la réflexion qui vient se poser là. Il est plus important actuellement qu'il perçoive sa propre aliénation aux autres, pour s'en dégager. Malgré sa déception Lili est prête à attendre une meilleure disposition pour engager la venue d'un enfant et à ne pas le "brusquer".

Ce que nous remarquons, c'est que ces grossesses-là sont apparues à des *périodes charnières de tension.* L'image de soi peut être déstabilisée lorsqu'une sollicitation de remaniement se présente. Chez Henri le retour a opéré un changement plutôt néfaste à son évolution; la prégnance était si forte que sa compagne en a accompagné les effets. Garance était semble-t-il à un tournant professionnel. L'angoisse d'abandon ou le désagrément d'avoir à partager un lien ombrageux à la fratrie chez Garance, comme chez Henri, cristallisent des émois, des coupures délicates à démêler.

4- Convoquer l'image idéale de soi.

En poursuivant les investigations sur la *trame de filiation,* on rencontre aussi des choix d'existence très idéalisés, *enracinés également dans l'enfance*, selon une démarche culturelle (religieuse) ou un repère éducatif bien défini qu'ont fortifié les circonstances. Paradoxalement, ces idéalisations peuvent venir se manifester comme écueils à la procréation. Ils entrent ici comme exemple d'archéologie personnelle.

Narcissisme et filiation

Romain (19 ans) se situe contre l'avortement. Il est pratiquant dans la vie quotidienne et ses rituels, aussi bien que dans la démarche culturelle qui ponctue ses rapports sociaux. Il est imprégné des exigences qu'il essaie de transmettre, voire d'imposer, à sa compagne. Prosélyte, il est devenu le conducteur de la conversion qu'Astrid (23 ans) a ébauchée avant leur rencontre. Cette aspiration a servi d'amorce à leur rapprochement, mais désormais trop de sévérité, de prescriptions, inscrivent écart et différence dans leurs itinéraires. Actuellement elle s'effondre, saturée par toutes les obligations exigées dans la période probatoire. Romain a été l'aide et l'accueil durant celle-ci, mais elle admet difficilement que son adhésion soit au prix de "ces ritualisations contraignantes, de ce déploiement considérable des interdits", dit-elle.

Romain témoigne d'une intransigeance rigide probablement en raison de son jeune âge. Il reste emprisonné dans les rouages et le confinement des interdits sans en avoir fait éclater "la lettre" pour en trouver "l'esprit". Cet attachement rappelle les investissements d'enfance que chaque personne est invitée à dépasser. Romain reste hermétique à ce qu'on lui désigne de la charge d'histoire personnelle qui intervient dans cette circonstance. Il reste dans la ligne des médiations de l'interdit qui s'apparente à une sorte de phobie, la peur de n'avoir pas de prise consciente sur ses projets. Le contrôle lui échappe effectivement.

Il n'est donc pas question pour lui d'admettre cette grossesse quand leurs parcours divergent. L'incompréhension réciproque se teinte de blessure narcissique, car il n'a pas réussi à mettre sa compagne à son diapason. Cette procréation brûle les étapes de la conversion d'Astrid et il ne peut en accompagner ce qu'il considère comme le désordre et la révolte insurgée de son amie.

C'est la découverte de ses origines par les femmes, qui a enclenché chez Astrid l'attirance religieuse et la conversion envisagée. Ressembler aux femmes de cette lignée est perceptible dans son envie d'enfant, pour renouer, enjamber le non-dit des parents qui lui ont longtemps caché ses racines et leur fondement.

L’aspect religieux est la pierre d’achoppement où elle pensait s'amarrer en amont dans le passé. Il existait dans ses archives personnelles une plage vide. Inconsciemment elle aurait voulu y adjoindre une présence réelle qui restera en devenir, comme l’achèvement de sa conversion inaboutie.

Trop de divergences ne pouvaient s'effacer par cette charge trop lourde de la venue d'un enfant. Il a fallu la confrontation radicale à la grossesse pour que Romain et Astrid se repèrent. Astrid a voulu se réapproprier ses antécédents, mais confrontée à la réalité elle se heurte à des empreintes qui constituent aussi l'identité de son ami. Chacun vivait ce lien comme une satisfaction personnelle. Aucun des deux protagonistes n'avait réellement désiré voir naître un enfant pour lui-même. Cette grossesse est seulement pour Astrid la butée où converge l'ancrage au passé. L'enfant peut faire croire qu'il servira de passerelle entre deux cultures alors qu'il leur aurait fallu d'abord s'assurer de l'ajustement de celles-ci. L'enfant ne résout pas les divergences ; il peut même les exacerber, les accentuer. La recherche d'équilibre dans les différences est le lot de chaque alliance. La situation exposée ici par les prises de positions extrêmes devenues blessures, en fait apparaître manifestement les écueils.

La trame de filiation s'expose dans ce cas où vibrent les besoins de repères et de rattachement. Charnière du "qui suis-je" où se formule également comment l'être, et selon quelles voies? Ces tâtonnements inévitables se déroulent en forme de revendications cherchant à obtenir des satisfactions ajustées. La grossesse qui sera répudiée vient convoquer l'image de soi qui est déjà justement sur une trajectoire en train de se modifier. Elle entre dans un mouvement de bascule, entre passé, présent et avenir.

Dans les sociétés où l’idéal de soi portait vers un "dépassement," les exigences collectives poussaient à surmonter les obstacles ou à les effacer. Dans la modernité chaque individu est livré à ses repères, limité bien souvent à l'espace clos des performances de construction individuelle.[76]

Racines narcissiques.

Dans la mise en place consciente d'un projet, qu'est ce qui vient "gripper" celui-ci? Qu'est-ce qui vient sourdre dans les projets d'enfanter? Qu'est-ce qui les soustrait à leur accomplissement? Il est troublant qu'il faille à certains *une réalité tangible* pour qu'apparaissent les vraies résistances et qu'un dialogue se fonde ailleurs que dans un moment d'euphorie et de plaisir. Si au départ la première naissance dans l'enthousiasme a été bien reçue, il faut même à certains la *confrontation de l'imaginaire avec le quotidien* d'une relation pour qu'apparaisse le refus à la venue du second enfant.

Nous avons pu constater que la plupart des traces inscrites en l'enfance viennent envahir certains projets d'enfants[77]. Par exemple l'*image idéale de soi* enracinée dans l'enfance et l'éducation soutient Line et Jean. Chacun répète et s'amarre à ce qui a présidé aux premières années de leur existence pour justifier leurs choix respectifs.

> Les enfants uniques sont heureux, décrète Jean, pour s'opposer à l'arrivée du deuxième enfant. L'assertion découle du bonheur de son statut, du réel de sa réussite professionnelle adossée à l'adoration d'une mère dont il fut l'unique fils. A cette évocation attrayante et à la fin de non-recevoir

---

76. Ehrenberg A., "ce processus qui pousse chacun à inventer sa propre vie". *L'individu incertain,* Hachette Littératures, Pluriel, 1995.

77. De la Génardiere C., "Ces faire-part n'ont rien d'innocent; assumer la transmission est difficile: les parents montrent l'ambivalence de leurs sentiments face à la naissance, leur angoisse face à l'équilibre de leur famille. L'enfant devient le jouet de ses géniteurs qui réactivent leur propre enfance en faisant déjà de leur rejeton un adulte affichant son autonomie"...Ne s'inscrivant plus dans la succession des générations." *Faire-part d'enfances.. Quand les parents jouent à l'enfant en l'annonçant,* Seuil, mars 2005. " (Citation dans Télerama n°2889, 25 mai 2005, p.47).

dédiée à la grossesse, Line oppose un cliché qui lui appartient. L'écart de onze mois qui se présenterait entre leurs deux enfants, si celui-ci était amené à naître, "c'était parfait," lance-t-elle, assurée qu'elle est d'avoir vécu dans la fratrie qui l'a unie à sa sœur, le charme et l'harmonie de cette différence. Lui se referme à toute autre disposition qui modifierait encore plus les aménagements construits et consentis autour de leur fille.

A trente trois ans, compte tenu de l'âge qu'elle souligne, Line s'effondre de ce refus inattendu. Un accord avait théoriquement enclenché ce projet d'un second enfant à venir. Mais une fois placé devant l'annonce concrète de la grossesse, Jean a totalement fait marche arrière. Bouleversée et sensible à la sauvegarde du couple, même si le rejet vient à l'encontre de son désir, elle est prête, à la suite de cette déception cruelle, à soutenir Jean et son affectivité jalouse de ses prérogatives. Il ne se laisse pas non plus déloger aussi rapidement qu'elle l'eut souhaité de sa place de fils pour accéder à une paternité. Celle-ci a commencé à balbutier dans la foulée des partages ponctuels, dans le quotidien des soins à donner à l'enfant, dans les échanges que le bébé anime ou accueille.

La parole de la psychologue, en cet instant, est là pour essayer d'introduire à l'exploration des racines divergentes, soutenir l'acquiescement de la sauvegarde conjugale, contrepoint du désistement d'enfant. Il n'en reste pas moins que la verbalisation, probablement recherchée, attendue, n'est qu'un indice sur le chemin à retraverser entre ces deux êtres. Jean va-t-il accorder au renoncement actuel de sa femme l'importance qu'elle y engage et saisir l'élaboration du retournement qui s'opère déjà dans l'entretien pour réserver l'avenir ?

Jean est ancré dans la forteresse duelle d'un lien chaque fois limité et sans partage, lien à la mère, à sa femme, à un "enfant unique." Le déloger de ses affirmations mais également d'une *construction qui a structuré son univers relationnel* est longue haleine. Le lien de paternité dont Line accompagne l'ébauche pourrait néanmoins desceller l'enclos qu'il tente de préserver. Elle s'aperçoit aussi que la reproduction de son propre schéma d'enfance a moins d'importance que de réserver l'avenir du couple. Elle est bien décidée à en découvrir avec lui l'ouverture plutôt qu'à la lui imposer par la grossesse présente. Choix douloureux où prudence et sagesse féminine ne vont pas sans regret de la "lenteur" masculine. "Il est pénible de se battre pour une chose essentielle,"conclut-elle.

Une parole échangée entre un homme et une femme n'a pas pu ajuster le désir d'enfant qui tenaille l'une et pas l'autre. L'enfant, ce "double lumineux" se présentait à Line comme *recommencement nostalgique*. Chez Jean, il n'est référé qu'à une marque antérieure, illusion de "l'enfant merveilleux" qu'il a été. Dans la mise en route de cette grossesse inachevée, l'image de soi convoquée par l'un et l'autre du couple trace le repli narcissique vers leur propre enfance idéalisée et paraît chercher à dérober au temps sa fuite. L'enfant sans promesse entre l'un et l'autre avait peu de chances d'aboutir, car il n'était rapporté qu'à deux expériences singulières qui ne pouvaient s'ajuster dans l'immédiat.

En conclusion les IVG dévoilent et opèrent comme une loupe sur les enjeux d'une grossesse et les blessures narcissiques que nous essayons d'y découvrir.

Chapitre IV

Les remous profonds.

Les blessures du narcissisme.

" Il faut s'enfoncer jusqu'au bout dans la voie des questions,
avant d'oser ses pas jusqu'au seuil d'une réponse."
Rainer Maria Rilke.

A - Les investissements narcissiques : réparations.

La trajectoire d'une *identité* est dans toute existence greffée des *courants narcissiques*[78] nécessaires à son édification. Le narcissisme évoque le rapport à soi, le "mirage" d'une image idéale. Mais c'est un phénomène beaucoup plus complexe, car la connaissance de soi ne se fait pas sans l'autre et sans les interactions.

Qu'entend-on sous le terme de "narcissisme? Les mythes anciens avaient déjà mis en récits et en images, ce tourment de l'être en relation à l'autre.

Dans le mythe grecque, Narcisse c'est aussi la *tragédie des retrouvailles impossibles de l'individu avec lui-même.* Elle traduit que, pour "se" rencontrer, un détour par l'autre et par le sentiment qu'on lui porte, l'amour en particulier, serait nécessaire. En même temps que Narcisse se reconnaît dans l'onde où il mire son visage, il formule ce vœu: "Je voudrais que ce que j'aime soit distant de moi."[79] Le souhait de l'éloignement, de l'espace qu'il implique, appelle paradoxalement la *mise en place de l'autre,* et la nécessité impérieuse de séparation et de distance. "Narcisse, malheureux de n'être pas différent de lui-même"[80].

C'est parce que Narcisse a refusé initialement la réciprocité qu'exige l'amour, qu'il s'est coupé de toute possibilité d'exister dans le regard de l'autre. Alors que la nymphe Echo ne peut trouver son existence qu'en référence à l'autre. Le mystère de la réplique dans le mythe quand Narcisse refuse l'amour de celle-ci est un commencement de division. Narcisse meurt du manque d'altérité, de voir que celui qu'il aime n'est pas un autre, mais son propre reflet.

---

78. Le fantasme de castration est un avatar du narcissisme: celui qui inaugure la différence des sexes.
79. Vernant J. P., *Figures, idoles, masques.*, Conférences et leçons au Collège de France. Julliard, 1990, p. 132. Du même auteur, *L'individu, la mort, l'amour,* Gallimard, NRF, 1989.
80. Hadot P., cité par J. P. Vernant, *Figures, idoles, masques*, p.133.

Le premier "autre" chez le nourrisson, différent du sentiment "océanique" de confusion avec sa mère, n'est également que lui-même en tant que *séparé* d'elle. Ensuite l'enfant vers six mois va quêter l'approbation de sa mère dans le miroir où il se découvre. Il en adviendra l'amour porté à l'image idéale de soi. Dans le même temps qu'il se perçoit, le bébé perçoit sa mère comme distincte et différente. Exister avance sur ce vecteur d'amour selon deux façons de s'appréhender : de soi à soi, de soi à l'autre et avec l'autre. En référence à son étymologie, exister, c'est aussi se *poser en dehors de soi.*

Au long de la vie, c'est avec tous les autres que se fera le chemin. L'amour de soi s'étaye sur l'amour des autres et ce qu'ils nous "renvoient". Chacun d'entre les humains n'est-il pas à l'autre, miroir attentif ou grinçant? La reconnaissance par l'autre est essentielle pour donner un sentiment d'apaisement et d'estime de soi. En revanche le défaut d'appui narcissique peut voir basculer une vie. Dans les changements d'existence, chacun est soumis à des pressions qui mènent parfois à une phase dépressive de soi et peuvent même aboutir à se "faire disparaître," à "s'absenter," supprimant soi-même et la tension![81] Chez l'être humain, quand les tensions deviennent trop fortes, la réponse primaire de la pulsion, "cet écho d'une parole dans le corps,"[82] est d'abord l'obtention *immédiate* de *gratification.* Ce registre du *principe de plaisir* [83] "invente" une issue à une panne des investissements de choix affectifs ou d'autres engagements relationnels. Il diffère la négociation du conflit, colmate les défaillances.

Nous sommes obligés de faire une description comme si cela se passait vraiment dans la réalité. Nous ne pouvons traduire les mécanismes psychiques complexes que dans un langage

---

81. Notons toutefois que les actes suicidaires ne visent pas tous la possibilité de disparaître, mais de *modifier une situation* dans un appel, afin qu'il soit prêté attention aux difficultés qui accablent momentanément les personnes.
82. Définition de la pulsion selon Lacan, citée par Gérard Pommier.
83. Le principe de plaisir est présent à toute acquisition, le principe de réalité vient peu après lui présenter un autre miroir et sa "réflexion" qui est parfois sévère et contraignant.

d'approche méta-psychologique, alors qu'il s'agit en grande partie de la vie fantasmatique et de la manière dont se construisent nos actions sur cette "autre scène."

Tout acte se rapportant à la *fécondité* met en œuvre résolument la *question d'être.* La question du "comment être femme" est donc ici posée et le temps "critique" auquel nous avons affaire est toujours celui de *conduire les transformations de l'être.* Nous avions déjà remarqué ce *mouvement de transformation,* par exemple "être mère autrement", dans plusieurs cas. Ceci suppose une *modification des investissements narcissiques.* En cette insistance à ressaisir ce qui a motivé l'apparition d'une grossesse plutôt non désirée, la *problématique du narcissisme* nous est apparue *primordiale,* court-circuitant et englobant les erreurs contraceptives.

Réparer est toujours une trajectoire du narcissisme.[84] Le moment narcissique est une *régulation des tensions apparues en menaces* extérieures, le plus souvent, à propos d'un *changement* annoncé. L'être cherche à se réassurer que ce soit à l'approche et à la confrontation de l'écheveau des relations à remodeler durant l'adolescence ou lors des conflits du couple et ses fluctuations. Il en va de même devant les nouveaux choix professionnels ou l'ajustement d'une mère à l'un ou l'autre de ses enfants qui grandit. Si la présence d'un enfant suscite des volutes de satisfaction, d'enjouement et d'orgueil, bénéfices narcissiques assurés et bienheureux, il soulève parfois des tumultes "immaîtrisables". Découverte de soi qui angoisse, étrangeté qui porte à des sentiments violemment contradictoires, même s'ils ne sont que passagers.

Nous avons vu que réparer se présente en *régulations* à l'égard des images narcissiques mortifères que renvoie le handicap, voire

84. Duruz N., "est narcissique tout ce qui s'organise dans la personne en réaction à une perte". *Narcissisme et analyse du Moi.* Thèse doctorat en psychologie, Université catholique de Louvain, 1978.

la mort d'un enfant[85]. Elles peuvent devenir autant d'écueils où la souffrance ressentie risque de se retourner en agressivité contre soi, en autopunition ou projeté sur cette grossesse-là. Les femmes dévalorisées par un sentiment de mauvaise mère, blessées dans l'esthétique d'un enfant accidenté, dans sa propre esthétique, éprouvent une *angoisse indicible* dont *la doublure est l'agressivité.* Une femme s'estimait dévalorisée de sa petite poitrine alors qu'elle était grande et belle, dévalorisation symptôme d'un autre malaise. "La contrariété est l'endroit où la sensation est la plus forte"[86], mais elle permettrait aussi d'entrer dans une possible connaissance.

Dans la situation d'IVG, des tâtonnements infiltrent le besoin de réparation[87] des bouleversements ou seulement des transformations qui paraissent importantes à celle qui les vit. Dans cette hésitation se glissent les disjonctions intérieures à l'être, les coupures mal résolues qui ont quelque connivence avec le présent inquiétant. Toute *menace extérieure ramène des menaces intérieures* bien camouflées, parfois assez bien jugulées en dehors de cet accroc d'existence. Elle met en émoi et renvoie à des sources où existent des affects non liés qui se trouvent comme flottants, rejetons épars des séparations antérieures (que l'on traîne comme le forçat son boulet déplacé avec soi). Chacun a déjà remarqué ou pourrait découvrir que sous le coup d'une menace, quelle qu'elle soit, de vieilles peurs viennent émerger, s'agglutiner au présent.

A priori, le déclenchement de la grossesse, vient d'une part de la contrariété présente, qui ébranle un malaise latent antécédent concernant une figure relationnelle blessée. Il y aurait comme une

---

85. Même la blessure narcissique lors de la venue d'un enfant prématuré renvoie la mère à des angoisses insupportables et nous avons trouvé et souligné que cette situation accroît le risque de répétitions d'IVG.
86. Vasse D., *La grande menace,* Seuil, 2004, p. 429.
87. Gori R., "le besoin de réparation est enraciné dans l'humus d'une haine primordiale". *Variations sur la faute, la culpabilité et la responsabilité, La fabrique des bébés*, 6 ème Colloque de médecine et psychanalyse, janvier 2004, p.48.

reconnaissance, une *coalescence* des moments,*"failles" assemblées,* choc qui porterait la "mission" de modifier les échanges. La réparation narcissique est un investissement qui, au féminin, peut se loger sur un *vecteur de son identité, la procréation.* Du point de vue de l'économie psychique et dans certains cas, c'est comme si cette voie, en permanence disponible, était seule possible en échappatoire. Le *champ de la fécondité est registre d'incertitude,* qu'elle soit interrogation ou projet[88]. L'éventualité des choix à prendre ouvre l'espace procréateur où psychisme et corps s'articulent d'une manière particulièrement évidente, sous la complexité des enjeux en suspens.

Réparer suppose des ruptures. Pour qu'il y ait continuité et renouvellement dans l'être, les séparations sont nécessaires, sinon ce serait seulement un prolongement. Les détachements sont fondements de l'édification personnelle. Tout changement est le lieu d'une perte et, si minime qu'elle parait aux autres, elle peut se vivre comme un vide. Tout changement d'existence ouvre un enjeu de séparation, entraîne comme des modalités d'un deuil à faire. Car la rupture doit être colmatée, la tension contenue résorbée, le deuil consolé, traversé. Ce que l'on perd doit être remplacé, c'est une nécessité d'équilibre qu'on appelle dans le psychisme "homéostasie" pour la personne. La pulsion interne va provoquer ce qui pourrait devenir une gratification. Le registre de satisfaction se présente comme pour parer[89], s'emparer, "occuper le terrain", pourrait-on dire, ou s'exhiber, se signaler.[90]

Nous avons bien repéré que "l'accident" chez la femme, arrive très souvent quand elle s'engage vers une voie différente et doit *modifier ses repères.* Car s'annoncent l'inconnu et des directions à

88.Gueydan M., op. cité, avertit: "Dans les fantasmes féminins, procréation et destruction sont toujours liés". p. 94.

89. Parer, s'apparente à parade, paravent et parure au double sens de montrer et protéger. On remarque combien tous ces mots se prêtent à définir les situations imaginairement bien sûr.

90. Gueydan M., rappelle que les insignes du narcissisme sont les parures, les bijoux, les parfums...*Femmes en ménopause.. Les transformations psychiques d'une étape de vie,* Eres, Clinamen, 1991.

improviser ou à réfléchir. Quand l'être abandonne des investissements, il est désorganisé. Paradoxalement, dans le "deuil" à faire lors de tous les changements que nous avons croisés, le réel de la grossesse qui se solde par une interruption rend plus *tangible* la *séparation* à opérer. Pour sortir d'un registre de conflit ou de perte, chaque femme va chercher à entrer dans une image satisfaisante de soi. La grossesse apparue est rebroussement dans le *fantasme de complétude;* elle immobilise un émoi. L'entretien va donc tenter d'atteindre le blocage qui se présente là.

Chez les femmes qui avortent, si la présence d'incidents majeurs et significatifs en amont de la grossesse qui débute n'apparaît pas, l'expérience nous a montré néanmoins, qu'une *épreuve envoyée à son narcissisme* est en cours.

Réparer c'est aussi réinvestir, *réaménager ses affects.* La grossesse, passage à l'acte conscient ou inconscient, serait comme une dénégation du conflit visible, avant que de s'y résoudre. L'événement d'une grossesse peut être la résurgence[91], la gestion d'un fantasme, tentative de l'impossible retrouvaille avec soi. A moins qu'il ne s'agisse de sortir du registre fusionnel, et de faire entrer une image de soi avec l'autre satisfaisante. Dans le cas de l'adolescente, la grossesse rejetée va lui servir selon les cas de "discours" pour signaler à la fois qu'elle a grandi et qu'elle accepte d'être "perdante", c'est-à-dire de dépasser (fantasmatiquement) le désir d'enfant entrevu en sa propre enfance (complexe d'Oedipe). Dans la séparation du couple, elle serait négation du deuil avec un nouvel investissement et tenterait un barrage à la rupture. Amarre pour s'accrocher, la satisfaction est parfois pulsion d'une toute puissance affrontant et tentant l'impossible ré-union. La réorganisation narcissique à l'œuvre est dans ces circonstances à la fois un leurre, un aveuglement et un instrument, une armature, parfois une arme, dernier recours dont le fantasme inconscient s'abuse.

---

91. Bydlovski M., "un évènement de la vie réelle peut embraser des fantasmes latents, préexistants". *Dette de vie, PUF, 1997,* p. 156.

Dans toutes ces "figures", la *satisfaction* venue obturer la césure, est *l'abri temporaire d'un fantasme.*

La grossesse qui vient à être refusée, serait *réponse hâtive à un narcissisme blessé.* Dans toutes ces circonstances, elle n'est qu'un court-circuit du travail du deuil dans l'urgence où l'inconscient offre *l'agir qui prime sur l'élaboration.* Mais la *réponse d'immédiateté est inadéquate* à ce qu'elle vient réparer donc inacceptable quand fonctionne la réalité de sa présence. La grossesse est travestissement de réparation. Dérivation, dérive d'une gratification qui *ferait du lien immédiatement,* la grossesse ne remplit qu'une *fonction partielle* et *réactionnelle* de médiation, de compensation à une "menace". Voie d'attente où, selon cette réparation, elle viendrait manifester une *interrogation* dont l'essentiel figurerait une *représentation* de la *modification des échanges.*

Nous avons vu aussi que la grossesse renvoyée pourra tout aussi bien servir de *ressource défensive* à celles qui cherchent maîtrise ou baume sur un espoir déçu. Cette *arme revanche* serait cependant gratifiante ; on peut même dire dans certains cas qu'elle irait jusqu'à être jouissance! (nous la croiserons un peu plus loin)

La grossesse serait réponse *hâtive et paradoxale* dans son aboutissement. Nous rencontrons déjà la face *dissonante* avant son renvoi, avant même la conception dans les conflits récents, quand il est possible d'explorer en amont sa mise en oeuvre.

La satisfaction narcissique serait un biais transitoire, comme la période que la femme traverse. Ce courant draine une poussée où "faire du lien" accompagne ces moments où elle devrait modifier ou diversifier les échanges. Il en "contient" également les éclats de ses discordances. Enveloppée sous la pulsion de vie venue surgir, la pulsion mortifère antagoniste s'y dissimule.

La grossesse serait *l'acte manqué*[92] utilisant ce "*passage*" *vers une face de l'identité* féminine. Que l'événement soit vécu dramatiquement ou sous l'apparence d'une banalité, il ne laisse pas les femmes indifférentes. De quoi est investie cette grossesse qui va être avortée? Elle ne s'inscrit pas dans une structure de parenté. Elle est un accident où l'inconscient lui fait jouer une partition de satisfaction partielle dans une situation désorganisée temporairement. Néanmoins cette *satisfaction narcissique,* ce passager éphémère peut entrer dans la construction identitaire. Nous parlons de *tâtonnement d'identité* et nous disons que *sa fonction*, dans ce cas, est *symbolique.*

L'examen du *déroulement* selon les deux phases du "symptôme grossesse suivie d'une IVG" vient porter une autre médiation. L'événement accidentel viendrait en cette place faire porter à *l'enfant l'enjeu d'un fardeau qui ne le concerne pas.* La sécurité, la réparation, la réassurance ou la revanche sont conviées inconsciemment en cette mise en corps.

Résumons brièvement, pour notre temps, les changements récents des motivations à procréer. Ils feront apparaître plus explicitement pourquoi nous pouvons faire référence au narcissisme.

La conscience de la particularité enfantine n'existait pas dans la société médiévale. Le changement a débuté au 14ème siècle, et surtout au 16.ème[93] "La vision de l'enfant comme un adulte en miniature s'est maintenue jusqu'à Freud."[94] Dans la société qui a précédé la nôtre, la nécessité d'un enfant était le lien de pérennité pour chaque famille. Son rôle de facteur économique qui venait

92. Un acte manqué est toujours surprenant, injustifié. Selon Freud, "L'oubli résulte de deux intentions, dont l'une qui était peut être refoulée devient perturbatrice." *Métapsychologie,* Folio essais, 1968, p. 60, 64.
93. Aries Ph., *L'enfant et la vie familiale sous l'ancien Régime.,* Seuil, Points Histoire, 1973, p.117.
94. Quéré Fr., *Le sel et le vent.* Ed. Bayard, Centurion, 1995.

relayer les parents en était le complément. Ce souci s'est dilué, voire renversé, a fortiori dans les conditions de pénurie, où celle du travail vient en limiter l'avenir. Dans le rétrécissement de l'espace social et familial, pour la période où nous vivons, l'enfant vient plutôt renforcer les échanges affectifs et les gratifications attendues. Il est devenu une classe d'âge privilégiée. Dans cette perspective, les motivations narcissiques de sa venue augmentent.

Cependant notre société qui avait durant trois décennies au moins, idéalisé "l'enfant roi" se voit dans la nécessité de faire marche arrière[95]. Le corollaire en était qu'à la "mauvaise mère", figure de tous les maux, s'ajustait celle d'une mère bienveillante et comblée. Cette image n'est pas tirée des comportements maternels antérieurs. Au 19ème siècle et au début du 20ème, dans les familles aisées on confiait l'enfant à des nourrices. A notre époque que de sentiments imprévus et complexes soulève une naissance ! Ils ne pouvaient pas être formulés auparavant. La clinique des accouchements et des stérilités en a dévoilé les multiples facettes. Celle des IVG en traduit également quelques aspects innatendus.

B-Question à l'identité :

Même dans l'IVG, la procréation *resterait donc néanmoins sur* un vecteur de construction de l'identité*; elle devient une* interrogation *à celle-ci.*

1- grossesse éphémère, moment narcissique d'une interrogation.

C'est lorsqu'une femme entre dans une *période de changement* que vient se présenter la question du "qui suis-je". Très souvent elle va se la poser par *le biais du vecteur de la procréation.* Chez les couples en voie de séparation, le réajustement est évident. Au cours de

95. Olivier C., *Enfants rois. Plus jamais ça!* Albin Michel, 2002.

l'adolescence, quand la jeune fille accède à une vie relationnelle différente, elle se trouve confrontée à ses repères antérieurs, mais aussi à modifier ses investissements affectifs. Mais l'adolescence n'est pas qu'une question d'âge.

Vérification.

A 28 ans, Jacqueline paraît très timide et a l'apparence d'une adolescente de 17 ans avec ses deux grands yeux en partie cachés par une tignasse rebelle, qui distribuent un regard qui ne se pose pas. Un léger défaut de prononciation, beaucoup de difficultés à s'exprimer publiquement l'ont orientée vers des études de dessin, mais elle n'a pas réussi à obtenir une situation dans ce registre. Elle s'est seulement jusqu'à présent "occupée à garder des enfants". Depuis quatre mois, elle a trouvé une place plus stable et pour la première fois ne vit plus avec ses parents mais avec un ami "souvent en déplacement", dit-elle avec une intonation de regret. Tout étonnée de sa nouvelle vie, Jacqueline s'y découvre plus assurée et sa prestation professionnelle l'oblige à "parler aux gens". Nouvel espace, avec l'apparition de cette grossesse: "Je ne pensais pas que je pouvais être enceinte".

Ce "savoir sur elle" vient par inadvertance lui témoigner de son être femme. Tout l'entretien indique qu'elle souhaite enfin être une grande fille. Souriante et émouvante dans sa naïveté, son désir de grandir, sa peur et sa gaucherie apparentes, cette femme qui nous remercie les larmes aux yeux est riche de potentialités. Cette temporalité de passage, dont l'avortement est le lieu, lui permet de *sortir de l'adolescence* et constitue un pont vers un devenir adulte. Prémisse d'un engagement, il vient réserver une réponse affective et sociale qui ne peut être poursuivie présentement. La maîtrise de sa fécondité lui sera précieuse dans cette future affirmation de soi. Plutôt que donner suite à l'improvisation où elle s'est laissée surprendre, elle a préféré ne pas brutaliser sa trajectoire. C'est seulement un entrebâillement vers un avenir possible.

Contre-identification : se démarquer.

Certaines femmes soulignent d'emblée une peur de la "reproduction" de l'itinéraire maternel.

L'antécédence maternelle présente à Ida (23 ans) des jalons "insupportables" d'une mère infantilisée et par là-même insécurisée dont Ida se rapprocherait par son choix d'un homme protecteur au moment d'entrer dans la vie active. Sa mère mariée trop jeune à dix-sept ans fut rapidement en conflits avec une belle-famille stricte, étouffante, puis obligée de leur laisser deux enfants (de sept et neuf ans) pour suivre son mari en mission professionnelle à l'étranger. Comblant l'éloignement et la détresse de la solitude, elle l'a quitté peu après pour quelqu'un d'autre, ne trouvant d'autre issue que le divorce. Ida stigmatise la peur que sa mère a eue de s'engager pour se recycler, trouvant plus apaisant, après maints détours, de confier son existence à un troisième soutien masculin. De ce fait, Ida restera ballottée selon des séquences éducatives désaccordées entre les familles recomposées et une mère qualifiée de "passive".

Ida repousse et craint à la fois un certain mimétisme qui se profile. Les réticences éprouvées à s'engager dans la vie active, les atermoiements ont probablement fait déraper sa vigilance dans l'utilisation des moyens contraceptifs. Plusieurs oublis à cet égard dénotent un certain désarroi momentané. La réalité de la grossesse l'amène à réfléchir sur l'engouement récent pour l'homme dont elle la tient et dont le comportement l'infantiliserait également. Ida ne se sent pas apte à la poursuivre en solitaire en même temps qu'elle doit s'adapter à un poste de travail. Les parents de son ami la pousse à l'interruption ; cette attitude l'indigne car sauvegarder les apparences l'emporterait sur leurs convictions religieuses!

Se *démarquer de toutes ces pesanteurs* devient le but avéré de son geste. Se *mettre à distance* de la figure maternelle qui n'a "rien réalisé" en dehors de ses conquêtes masculines, à distance des repères flous qu'elle a tenus en sa fonction maternante. Les "principes" en trompe l'œil d'une belle-famille potentielle redoublent le malaise de l'assujettissement qu'elle a ressenti à l'égard de son ami. Ida retire tous ses investissements affectifs à la fois, préférant s'assurer professionnellement, seul contre-courant qui l'éloigne des générations d'avant.

Par ce choix, s'opère un repositionnement de la distance à l'autre. L'appui narcissique de satisfaction partielle la laisse néanmoins solitaire, à la charnière et sur l'arête entre deux versants de son existence.

Le temps devant soi : *largo ma non troppo*

A 35 ans, Charlotte n'est pas prête à attendre un enfant, elle n'en a jamais désiré. Cette grossesse nullement programmée, arrive dans une vie très organisée. Elle se sent piégée. Habituellement, ses entreprises sont claires et précises. Et selon ces objectifs, elle se trouvait rassurée par l'utilisation d'ovules ou de préservatifs, prescriptions médicales suivies à la lettre. Elle souligne que son âge devait la tenir à l'écart d'une telle mésaventure.

Cependant, nous remarquons qu'en dépit de ses affirmations sur la rigueur de ses analyses et de ses observances, elle ne paraît pas avoir saisi tous les risques que suppose la période ovulatoire.

Si Charlotte observe beaucoup les autres pour "en tirer des leçons", renforcer sa protection, elle s'avère réticente quant au dialogue qui la concerne. Femme-enfant au visage lisse, voix légère et égale, tenue soignée avec recherche, présentation impeccable où l'imprévu n'a ni place ni sens. Ce passage d'une grossesse n'est qu'une opération distanciée, météore dans un ciel que n'obscurcit aucune émotion manifeste.

Dans ce couple, les investissements affectifs ne s'inscrivent pas en dehors du cercle familial bien défini, jusqu'aux parents proches et attentionnés. La demande d'interruption de grossesse ne paraît pas bousculer le circuit fermé de leurs vœux. Chacun tient pour l'autre la place de l'enfant absent. Leur entente est restée sans heurts depuis quinze ans, la vie les a gardés gâtés dans la continuité d'une enfance où toute souffrance que Charlotte redoute paraît écartée, veillée et protégée par Cyril, son mari du même âge qui évite de la voir malheureuse. Il se garde de juger le choix de sa femme, et d'émettre un avis propre. Jusqu'à présent, la venue d'un enfant ne les concernait pas. Cyril, renvoie à plus tard "le jour où elle sera prête", l'éventualité de désirer un enfant, car cet appel n'a pas retenti comme une possibilité pour Charlotte.

L'ombre d'un regret se profile-t-il dans la réaction mesurée de Cyril? Le temps se dilate pour attendre la variation qui les délogerait. En cette proximité d'une relation trop "serrée", l'enfant possible n'est entre eux ni une parole, ni un signe; il ne pouvait exister. Sur ce narcissisme défensif et comblé en face-à-face, il est à peine possible d'y questionner le hasard "d'être tombée enceinte".

Dans les moments charnières remarqués, les exemples les plus frappants sont ceux qui "tombent" en vérification inconsciente de la fécondité. A l'approche de la quarantaine, les demandes d'IVG sollicitent les limites de soi et effectuent la démonstration par l'absurde de l'impasse où vient se piéger le temps bref et périlleux d'un "savoir" sur l'irrémédiable moment où la fécondité va s'absenter. *Toute menace intériorisée engendre l'incertitude* sur soi, voire une dévalorisation. Elle brouille le réconfort narcissique nécessaire pour avancer et déraille le "choix" à produire.

2- Réassurance sur sa fécondité.

Echo des menaces de stérilité[96].

Pour Odile (27 ans), l'adolescence s'est passée d'abord à attendre ses règles qui ne sont apparues pour la première fois qu'à quinze ans, puis à en surveiller la régularité barrée par une perturbation hypothalamique. Afin de pallier un dosage hormonal fluctuant, on lui a rapidement prescrit la pilule lui octroyant par là quelques repères à ses rythmes menstruels. Cet usage a duré dix ans. *Menacée d'être stérile* comme le médecin le lui avait laissé entendre, il est certain qu'est apparu après arrêt de la contraception orale pour faire un bilan, un impérieux besoin de *vérifier son bon fonctionnement* si longtemps condamné.

Dans l'espace du peu de chances qu'Odile avait entendues, elle a "laissé faire la nature". Enceinte, elle s'avise de l'impossibilité de former un couple stable avec le compagnon plus jeune (21 ans) qu'elle s'est choisi. Paniquée

96. Lachovsky M., dans ses consultations et les hésitations de ses patientes, a remarqué au passage la réflexion de l'une d'elles "j'espère que je le voudrai". Elle n'a pas dit pouvoir alors que la consultation est l'histoire d'une stérilité. "Je le veux et je ne peux pas; je peux et je ne le veux pas, c'est souvent la dialectique de la femme venue consulter pour *stérilité*.". *Un temps pour les femmes,* O. Jacob, mai 2005, p. 101 et 106.

devant cette double découverte, elle oscille entre la révolte et la lucidité nécessaire pour apprécier le degré d'attachement de cet homme, fils unique qui ne se sent pas prêt, alors qu'elle avait fondé un espoir pour une union d'abord souhaitée.

L'entretien démarre sur la mise à distance de l'évidente réalité puis une certaine affirmation de soi se fait jour au cours du dialogue et tempère l'effondrement initial apparu. Odile a-t-elle suffisamment tenu compte du désir de l'autre, investie elle-même de sa tension à atteindre la "normalité"?

L'éventuelle image future qui pourrait se révéler fausse peut déconnecter des réalités et le registre d'incertitude déclencher des conduites à risques.

Reine (21 ans) a été déclarée stérile par *défaut d'ovulation.* Un traitement déclenchant lui a été proposé. Son ami étudiant en médecine connaissait le but et l'aboutissement qui en étaient réservés, mais aucun des deux n'a usé de précautions supplémentaires lors des rapports. Ils insistent sur leur bonne foi comparativement à d'autres à qui ils attribuent l'inconstance dont leur couple n'est pas atteint...

Redistribuer ce renvoi d'une culpabilité latente, mais qui ne veut pas être endossée dans la vision idéalisée que ces deux jeunes portent sur eux-mêmes est absolument nécessaire. La tentative de se différencier, de se démarquer, nous incline à mettre l'accent, en vue de leur pratique médicale future, sur tout ce qui peut nous échapper et nous habiter, hors d'*un savoir objectif.* N'ont-ils pas eux-mêmes dérivé par rapport à leurs connaissances sur l'horizon assuré par le traitement? Ils n'ont pas su anticiper la promesse, l'espoir ou le défi implicitement contenus dans leur rapport sans protection. En réalité ce présage manifeste auquel ils ne peuvent répondre favorablement les rassure sur une fécondité enfin accessible.

Gisèle (20 ans) portera à jamais les espoirs déçus de sa mère dont la fille aînée après opération d'un mélanome des ovaires est exclue de procréation. Le message adressé à son compte, "j'espère que tu en feras deux ou trois" retentit comme une trame où est venue se prendre une grossesse qui ne pourra arriver à son terme.

A l'annonce souriante de "son état", comme une revanche envisageable et son anticipation, s'adjoint la dépression devant l'impossibilité de soutenir cette démarche prématurée. Nul n'est censé poursuivre le désir porté par les autres.

Changer la vie

La fugace apparition d'une grossesse chez Louison (23 ans), toxicomane en cours de sevrage, est un jalon, un signe d'espoir sur un parcours chaotique dans le couple qui tente une réinsertion sociale. Mais le temps n'est pas encore venu d'acquiescer à cette réalisation. S'estimer comme mère possible entre-baille une "normalité", pour "changer la vie", dit-elle. Elle ajoute "me croire utile m'est utile".

S'entrevoir comme future mère, même dans sa traversée douloureuse, est déjà la restitution d'une image délivrée sous ce geste, du corps prêt à attendre plus tard l'enfant dans la réalité.

Au registre multiforme mais nécessairement limité de ces cas pris parmi tant d'autres, on peut saisir que bien souvent cette mise en corps qui s'avère prématurée est le "risque" pris pour se donner un bref aperçu sur l'assurance d'être conforme !

Dans le cas des adolescentes, la conception peut attester qu'elle est vraiment séparée de la mère, qu'elle peut exister à part entière. Que de fois avons-nous entendu de très jeunes filles énoncer "j'étais très contente de savoir que j'étais une femme," car certaines à leur âge inclinent à penser que toutes les femmes craignent la stérilité. Si dans cette perspective se joue la rivalité à la mère, la grossesse se lit aussi comme la trace d'un homme et ce signe n'est pas négligeable.

Convergences

Le fils adoptif de Martine (30 ans) va vivre avec son mari. Le couple divorce en raison de fortes divergences éducatives à l'égard de cet enfant. Roland n'a jamais voulu changer le cap d'une attitude trop "libéralisée" devant l'enfant-roi, en dépit des avis médicaux et autres consultations sur les choix qu'il entend conserver. A neuf ans l'enfant "lève la main sur moi", ajoute-t-elle à sa justification. Cependant elle pense que son mari se culpabilise tellement de n'avoir pu procréer qu'il veut "être tout pour cet enfant", partageant avec lui la puissance et la gloire d'être en revanche un homme.

L'actuelle rencontre de Martine avec un père de trois adolescents, la place qu'elle a occupée dans une heureuse entente, ont précipité la procréation, cet événement qu'elle attend depuis tant d'années. Mais ce compagnon n'est pas totalement libre et ne peut lui accorder présentement cet ultime réconfort.

Même refusée, la grossesse est une *réassurance narcissique* de sa capacité d'engendrer. De plus les grands adolescents de son ami ont engagé avec elle des liens qui la confortent sur ses qualités éducatives si mal accueillies auparavant. Toutes ces confiances ont accéléré le processus et la mise au défi d'une réalité par ailleurs connue du divorce de son ami qui n'est pas terminé.

Au corps interrogé sur l'infertilité, car il restait probablement un insondable doute et de toutes les manières une condamnation à ne plus porter les marques du désir, la grossesse transitoire a laissé la trace d'une *garantie symbolique du féminin maternel.* Même si elle se teinte de l'amertume liée à toute perte, l'apparition de la grossesse inverse en *satisfaction* l'image du néant insupportable que lui renvoyait sa conjugalité précédente. La grossesse dans les couples recomposés est souvent une question envoyée au compagnon pour éprouver la solidité du lien et ainsi le connaître. Mais ici la grossesse est surtout un signe pour Martine.

Courant narcissique masculin : au rivage idéal

Sylvain (27 ans) ne vit que pour se confronter à ses pairs dans les compétitions. Il revendique la première place, réclame sa liberté et a fui en abandonnant Valentine (25 ans) et leurs deux enfants en bas âge.

Elle, rêve d'une vie de famille dont le leurre s'inscrit dans ce troisième volet d'une grossesse, image accomplie qui n'a aucune chance d'aboutir.

Que signifie procréer dans ces conditions où l'existence devient un enclos, où l'enfant n'est qu'un maillon qui se referme et augmente la frustration de chacun? Le rêve de l'enfant réparateur recule, il n'est porté par aucun désir réel qui le concernerait d'abord.

Valentine offre la paternité à Sylvain comme pavois à sa puissance, alors que pour lui, celle-ci est d'abord "d'être le premier". Il cherche ses marques glorieuses dans l'espace d'une célébrité circonscrite aux jeux et aux loisirs. Il ne peut indubitablement s'offrir l'image de prestige après laquelle il court, à partir de la découverte qu'il n'est pas tout dans la famille qu'il a fondée. Il s'en détourne en privilégiant les rencontres ludiques et combatives.

La jalousie dont Sylvain témoigne envers les deux enfants vient de ce qu'ils sont comme un miroir et lui offrent une image inaboutie. Ils ne sont pas plus figures de l'enfant merveilleux qu'il tente lui-même de devenir. Sylvain est de ceux qui n'ont pas terminé l'identification primaire où l'être rivalise d'abord avec lui-même. Il n'a pas achevé la traversée de l'agressivité constitutive de la première individuation. Dans ce repli narcissique, il est sans doute actuellement impossible à Sylvain d'atteindre et d'attendre d'autre personne que lui-même. Sa réussite, seul dynamisme, est érigée comme le tout de la personne et fait obstacle aux relations latérales qui l'encombrent plus qu'elles ne l'exaltent. L'enfant lui désigne ses frontières, voire son agressivité qu'il ne reconnaît à son actif que si elle est maîtrisée, sublimée dans les jeux.

Ici on peut à peine parler de refus[97] d'un enfant mais plutôt de fuite. Le refus est déjà le fruit d'une réflexion. Or ici l'impulsion qui guide Sylvain tient de l'échappatoire à un destin qui ne le concerne pas. A priori avec ses deux enfants déjà là, il n'a pas pris sa place. Cette grossesse annoncée est le signal d'une esquive. Non seulement il ne se reconnaît pas dans ce rôle, mais il refuse le statut de père pour rester un adolescent. Ce refus d'être autre est aussi celui d'être "altéré" par l'autre inconnu.

La "fibre" de paternité est une acquisition, barrée parfois par l'impossible mise à distance de soi-même et de l'enfance, dans sa qualité de fils, pour accéder à celle de père. Cette problématique grève la relation de nombreux couples. Le statut de reconnaissance sociale passe par la "création" professionnelle ou ludique. Rassurant et satisfaisant le narcissisme, ces activités-là, prennent le pas sur la transmission éducative que suppose la fonction paternelle.

La transmission est une tâche encombrante quand elle n'a pas été préalablement reçue en patrimoine avec l'éducation et selon l'amour qui l'accompagne et le soutient.

Ces brèches-là n'apparaissent pas toujours au premier enfant. "L'épreuve de réalité" lève l'écran derrière lequel s'abritent des situations impossibles. De l'individu qui *ne se réfère qu'à lui-même,* on ne peut pas tout à fait dire qu'il prend conscience. Un certain accord des consciences se puise aux références communes.

97. Refuser du latin populaire "refusare", vient d'un croisement du latin "recusare" qui a donné récuser, repousser, et "refutare", réfuter, refouler. Ceci peut suggérer que dans le refus il entre une part de refoulement.

C- Les pulsions adverses, ces "remous" profonds.

"Terreau d'entrailles,
Les blessures même du dedans brûlent".

Xavier Dejean. La mer en friches.

1-Aux carrefours de la féminité.

Bien souvent la mise en route d'une grossesse est le signal qui fait apparaître chez l'un ou l'autre des alliés une blessure. Elle devient pierre d'achoppement pour se "ressaisir." Les deux parcours suivants nous en présentent deux formes différentes et cruciales; on peut déceler le point de fissure du changement imminent qui déclenchera la grossesse.

L'ombre du père.

Vingt-six ans, de grands yeux noirs, Sylvia entre dans le fleuve tumultueux de ses ressentiments sans aucune intervention de notre part.

L'intensité dramatique qu'elle y confère s'accompagne peu de manifestations émotives, mais se développe sur le mode de l'accusation. Sa demande tient du recours à comparaître pour l'absent, son ami qui ne se sent pas concerné par cette grossesse!

Thomas a trente ans de plus qu'elle et deux filles qui ont sensiblement l'âge de Sylvia. Elle a tout laissé pour lui, ses études, sa famille, un jeune soupirant! Alors qu'elle était "ambitieuse", elle "se retrouve dépendante" de cette passion envahissante qui a flambé lorsqu'elle fut séparée de cet homme parti à l'étranger. Alors qu'elle ne faisait au départ que le côtoyer, la "révélation" par l'absence bouleversante, devint rapidement creusée en désastre dépressif, une fois que Sylvia fut sa maîtresse et dans une certaine vacuité, installée en précaire indépendance sous les attentes que cette nouvelle situation imposait.

Elle le juge "lâche". "Il aurait voulu tout quitter pour moi, j'ai refusé, puis accepté, mais il n'acquiesçait plus." Elle est passée de l'admiration sans borne – en particulier pour les qualités professionnelles de son amant – à la répugnance, à la réprobation aussi aveuglées et incandescentes les unes que l'autre. Sylvia n'a pas encore démêlé ce qui l'a conduite à l'impasse. Elle en parle tantôt en déroute d'un amour en miettes, tantôt elle verse dans la violence verbale quand elle évoque "ses difficultés à s'en séparer". Il "l'empêche de vivre", de poursuivre ses études. Depuis un an, elle aurait tenté de rompre, mais il ne la laisserait pas en repos : "il ne veut pas que je parte". Déçue, elle l'est par le comportement masculin qualifié "d'irresponsable". " Il n'a pris aucune précaution" lors du rapport supposé fécondant, en sachant pertinemment qu'elle n'avait pas de contraception suivie. Ils se fiaient tous les deux à l'usage du préservatif en alternance à la prise de pilule.

En cette période où il eût fallu pour l'un et l'autre redoubler de vigilance, pulsionnalité et séduction[98] ont masqué les turbulences inconscientes qui taraudent leurs ardeurs. Couple en transit, bateau ivre, orages entre sincérité et manipulations, dans la coexistence du banal et du paroxysme.

Sylvia est très déçue et même *exaspérée* de la réponse de Thomas qui, à l'annonce procréatrice, a seulement dit ": tu le gardes si tu en as envie." Laconisme où rien ne restitue une quelconque considération, ni attention au caractère poignant d'une telle découverte chez la jeune femme. En effet le mot "envie" porte allusion à des significations qui vont d'une inclination banale à la convoitise. Il peut même faire allusion à son sens originel où s'introduisait le sentiment pénible d'une malveillance (en rapport à son origine latine *invidia),* allant de l'hostilité à la jalousie, voire la haine. Dans l'emploi courant de ce mot, l'idée de souhait est la plus utilisée, mais dans la manifestation brutale de son apparition, et selon ce que l'envie désigne, il lui en est resté un parfum de futilité. Sylvia s'insurge de cette réplique sans égard à son désarroi

98. Séduire marque la séparation, la division, pour conduire à soi. Et dans l'acception oubliée du verbe, on y trouvait l'aspect de "*faire tomber quelqu'un en erreur*"". *Dictionnaire historique*. A. Rey. Le réel opérant en la circonstance nous le rend présent.

et dont elle ressent le leurre de maîtrise et de liberté sur son destin qu'elle renferme.

De même si au lieu d'une alliance, la réponse du partenaire se résume à "tu fais ce que tu veux", elle confirme ou devient l'impossibilité de donner corps à une grossesse. Mise à l'écart, soutien manquant, responsabilité non endossée, sont ressenties en général par les femmes de manière intolérable et accusatrice.

La protestation présente de Sylvia fait remonter le souhait apparu depuis trois ans "d'avoir un enfant", mais "pas sans homme ni sans père". L'évocation énoncée l'oriente immédiatement vers sa propre relation à un père "magnifique et lointain", peu attentif à communiquer réellement.

Sylvia ne s'aperçoit pas de son enchaînement fortuit, emportée par la prégnance de la revendication qui bascule seulement de pôle. La mise en corps apporte le rebroussement dans le fantasme, la capture du souvenir vient se superposer à l'offense actuelle. Dans la passion qui s'échoue ici, la révolte glisse en questionnement envoyé à l'adresse d'un père dont l'intérêt jamais manifesté à l'égard de sa fille, a exaspéré les attentes filiales. Nous pouvons en déceler le filigrane d'une période où ce père était l'attrait primordial de l'enfant.

Par les brûlures intimes réouvertes, dans la faille mal colmatée des sentiments violents à son égard, la statue paternelle comparait à l'appel. Sylvia a pris en quelque sorte une revanche par l'obstination de séduction et d'attachement à l'homme qui eut pu être son père. La polarisation de son récit sur cette figure double, efface totalement la grossesse révoquée. Sylvia paraît sur la voie de se déprendre, de s'alléger après la retraversée du temps oedipien !

Tonique et réparatrice, elle achève "Je me suis fait berner, mais je sais ce que je veux. J'ai envie de fonder une famille, retourner dans mon pays, vers mes origines."

Elle décide que ce n'était pas la bonne voie. Dans tout le déluge verbal accumulé, nulle allusion à sa mère, et l'allusion à la maternité est surtout pour en marquer le refus. Dans le projet de retour aux lieux de l'enfance, le fantôme du père reprend ses droits. Mais en reprenant le fil interrompu des études adolescentes, elle exorcise du même coup sa passion pour son amant et pour le père de son enfance. Il est à remarquer que les changements de cap, les bouleversements de la vie de Sylvia sont tous marqués de séparations plutôt brutales. L'absence qui les marque noue et dénoue les pulsions et les liens dans le chassé-croisé qui vient de porter à l'exaspération l'inaccessible rencontre si attendue dans l'enfance.

A première vue le sujet principal de contestation est la relation désertée dont son amant s'est rendu "coupable". Cependant la revendication s'adressait bien avant le présent au père, à cette redevance masculine. Elle impose sa révélation, et cette sommation qui confond en une seule deux figures du temps, devient une balise pour les congédier autour de la perte effective. Deuil en marche qui est à recevoir comme une étape à franchir. La méprise qui vient de se présenter dans sa condition de femme banalement bernée, est aussi coïncidence avec la dérive inconsciente qui alimentait une *quête attardée* en direction d'un père éblouissant comme son amant. Le réveil l'amène à rebondir là où doivent être les attentes et les réponses conduites à la mesure de sa *place dans les générations.*

Au défaut de l'armure

Un flot de paroles, un entretien à durée inhabituelle (plus de deux heures) que nous avons accepté en raison de ce raz-de-marée verbal. Il fallait d'abord le laisser déferler, comme les larmes sans cesse remontées, venant se répandre en vagues plus ou moins dominées et scandées par un leitmotiv de convenance où Andrée (39 ans) veut s'excuser.

Débâcle intérieure qu'on retrouve sous l'anecdotique d'une biographie où elle se présente en victime de son dévouement et de son idéalisme. Si nous interrompons le débit par une ponctuation, elle embraye dès que la phrase s'achève, à la poursuite des scènes, des traces mnésiques, fonds perdus mais vigiles. Trois personnages, sa mère, son mari et elle-même, ludions mouvants réapparaissent, s'emboîtent dans son ardeur naufrageuse où elle écope, expulse ses paroles plus qu'elle ne les parle. L'ombre d'un père n'est jamais évoquée.

Sœur aînée de treize enfants, adjointe de sa mère pour élever frères et sœurs, investie du rôle de garde-fou des autres, Andrée a conservé le ton qui décide, se heurte avec la fratrie. Elle se présente bardée d'une forte personnalité, tout comme la mère, femme gouvernant sa maisonnée. Il en sourd la délégation d'une certaine domination auréolée en soutien et elle en a perpétué le style en choisissant un conjoint qu'elle présente comme "un handicapé léger, plutôt replié et soucieux de leur intérieur". En treize ans de mariage, trois enfants sont nés. Cette conjugalité, sous des apparences d'un solide dévouement chez Andrée, est un champ clos où ni l'un ni l'autre n'accepte son partenaire. Germain (35 ans) révèle un besoin lancinant d'ordre et de sécurité. Il l'accuse à peine, mais son attachement à des valeurs de quiétude a peu de chances de s'harmoniser avec le caractère expansif de sa femme. Dans une sorte de soumission fugace, il déplore qu'elle soit fantasque, impulsive, dispersée et autoritaire. Mais dans l'arène des quotidiens, la discordance des objectifs vitaux tient en équilibre une double tyrannie prise et reprise au registre paradoxal de la jouissance et de l'amertume.

De cet événement, la grossesse refusée, Andrée tire elle-même la signification. Elle exprime radicalement et dans la foulée du flot de paroles, qu'*avorter c'est refuser son mari*. Elle ajoute que cette façon d'agir l'agresse, la blesse, mais qu'elle n'en a pas d'autre pour "prouver qu'elle est saturée". Prouver à qui? A elle ou à lui? Aucune réponse n'est donnée à cette ponctuation. Elle poursuit : "Je me sens trop combative, je ne suis plus maître de moi." Mais elle veut "maîtriser sa vie, s'arracher à ce collier" où "spectateur d'une salle de combat", ses enfants assistent à leurs péripéties. "Je me heurte à moi-même", ajoute-t-elle.

Le moi que Freud qualifie de "surface" envahit la scène, vient surgir dans la projection des affects qu'Andrée donne à voir et à entendre. Sa *réparation narcissique* sur ce bouleversement qui l'agite ne peut venir que du *double geste, mise en corps et renvoi de cette grossesse* apparue et perdue d'avance.

Et même cette agression déclarée lui est confisquée, car Germain a choisi aussi l'avortement, situation dupliquante, intolérable dans sa symétrie. Il devient son écho, voire l'écho de ses "idées" qu'il lui prend, qu'il "devine". C'est une déperdition d'elle-même qui la fait souffrir, plutôt que celle liée à la perte de cette grossesse. L'agression prévue à travers celle-ci s'échoue. Les litiges volent en éclats que chacun envoie ou reçoit. Malgré ses protestations de femme blessée, il n'y a même pas de deuil à faire en ce rejet. Le traumatisme percute sur l'apparence où chacun décharge ses affects et la réparation narcissique exigée s'étale en ressentiments et réminiscences.

En effet, alors qu'il n'y a aucune investigation de notre part, Andrée tient beaucoup à rappeler qu'elle fut courtisée: "ceux qui essayaient de me solliciter sans complexe, leur cour me faisait comprendre qu'ils me plaignaient".

Solliciter suggère sollicitude ou sollicitations, les deux versions sont à entendre. Elle est devenue la femme désirable qui se refuse les plaisirs de la danse et la valse des amis potentiels.

En ces évocations, elle énonce qu'elle pourrait être une amante autant que mère, mais du même élan dénonce les "exigences sexuelles de son mari". "Au début du mariage, je ne savais rien, j'étais innocente". Elle répète qu'elle est "saturée," qu'elle "a tout sacrifié". Cependant elle clame ne pas vouloir divorcer ayant conscience de sa "responsabilité civile".

Après la sublimation qu'elle a tentée jusque là, les plaintes enfin s'exhalent. La pulsion narcissique si bien entretenue sous l'idéal de soi, vacille. Au trop plein de l'exemplarité qu'elle donne à voir, s'ajoute le trop plein d'un enfant refusé, venu signer l'insatisfaction mise à jour et revendiquée sous cette expulsion d'abord verbale.

> Cet idéal est percuté par l'image de la mère qui a eu dix-sept grossesses en tout et à laquelle s'oppose le souhait d'Andrée de n'être pas cette "pondeuse". Elle dénonce et révoque en même temps l'antécédence d'une lacune désirante de sa mère qui "ne peut avoir désiré autant d'enfants" ! Celle-ci s'est proposée pour lui garder ce nouvel enfant, et Andrée a refusé l'offre. Sa belle-mère est intervenue aussi sur les déchirures du couple et l'a suppliée de ne pas faire "claquer"' son fils.

Les courants maternels s'échangent, s'entrecroisent au-dessus d'une pulsion mortifère et rejetante globale. Il est rare de rencontrer d'une manière aussi explicite cet aspect d'une hostilité qui peut accompagner le refus d'engendrer. Andrée reste tiraillée car le pouvoir qu'elle détient, cependant est aussi jouissance. La connotation érotique de ce terme ne doit pas faire oublier qu'étymologiquement il a la même origine que joie (*gaudere*), se réjouir intérieurement, et poétiquement se plaire. Réjouissance évoque le sentiment festif qui rompt le quotidien. Andrée, n'est-elle pas ici en train de porter à l'incandescence sa tragédie ?

L'étalement du narcissisme blessé, vient en duplication du narcissisme de vie qui l'avait soutenue et qui se renverse en narcissisme mortifère où l'enfant est devenu effraction. Et l'être cher, "ce patrimoine intime" selon Freud, se mue en étranger voire en ennemi. Quand le désir s'émeut sous la révolte et de surcroît répudie l'homme qui a pris place dans le maternage ambiant, il ne concerne pas le désir d'un enfant.

Déphasée, décalée, elle veut "vivre", diriger sa vie. Sa profession, dynamique extérieure au couple et l'autonomie qu'elle lui assure, ne l'ont pas fait accéder à ce qui vient s'ébranler ici. Etre une bonne mère est devenu "saturation" pour Andrée. D'une séduction réprimée émerge la revendication de soi à la rencontre idéale du masculin.

Nous sommes dans une situation "réactionnelle" d'abord au sens où la "goutte d'eau" vient précipiter le trop plein des affects effervescents et protestataires. La véhémence d'Andrée exprime la tragédie d'une pulsionnalité qui l'occupe présentement et dont elle ne sait ni comment, ni où l'orienter. La grossesse n'est pas incarnée mais *incarcérée* dans la chair. Elle vient jouer le double rôle, celui du "*pharmakon*"[99], remède et poison, c'est-à-dire qu'elle a un effet à double courant. La grossesse est représentante de l'émergence de la transformation, de la revendication qui vient d'apparaître chez cette femme. Elle se découvre telle qu'elle est en réalité, frustrée dans son registre monocorde qui à l'entendre fut trop magistralement maternalisant.

L'IVG permet seulement à Andrée de se libérer d'une pulsion qui la tenaillait depuis longtemps, mais il n'est pas sûr qu'elle viendra à déplacer ses investissements ensuite. A la question "qu'envisagez-vous?", elle répond "rien du tout, ça fait une halte". La découverte d'un affect autre et nécessaire n'est pas forcément la réalisation de celui-ci. La grossesse muée en avortement ne serait qu'une présentation, représentation de tout ce qui a été refoulé et qui n'a pu être "exécuté". Chez Andrée, les investissements avaient organisé le montage narcissique qui la soutenait. Un *effondrement temporaire* a mis à mal ses défenses. Effondrement, au défaut de l'armure qu'elle s'était fabriquée, qui marque momentanément une dépression, une halte effectivement, "talon d'Achille", ce point faible ou de fléchissement.

---

99. Pharmakon: le mot grec signifie une plante médicinale doublement active en tant qu'elle peut être remède ou poison. Et ce double renvoi : donner ou préparer un remède, et administrer un poison, évoque aussi le sortilège. On sait qu'il est recommandé, dans la prise de médicaments, de ne pas dépasser la dose prescrite parce que le principe actif de celui-ci peut aussi bien être offensif, toxique que guérissant. Le mot a donné *pharmacie*..

L'adresse agressive est désignée sous le geste du refus d'enfanter et ne fait que brandir en cette occasion les scènes quotidiennes des désaccords du couple. Pour Andrée, la revanche sur sa mère et sur l'homme à ses côtés (son père n'apparaît à aucun moment) est manifeste. Au moment où cette pulsion l'envahit dans son récit, nous voyons lumineusement que s'insinue en même temps - imaginaire ou réalité(?)-, "l'éros" des évocations de ses amours possibles et refusées, toute cette part de vie qu'elle a laissé échapper. L'aspect mélancolique du souvenir où couve une "dépressivité" est intimement lié à la magnificence supposée, l'évocation d'un ailleurs. Les "exigences sexuelles" de son mari appelées à la rescousse et dans la foulée, font partie du versant paroxystique et agité qui s'empare du discours qu'elle se tient. Point d'orgue des pulsions contradictoires qui s'exhalent sur cette scène.

A la colère, s'agglutine l'affichage des souffrances et des conquêtes effleurées. La contiguïté de l'exubérance émergente dans l'évocation de ses amants potentiels, avec la jouissance mêlée à sa révolte et sa vindicte, justement interrogent. Tout comme on ne peut disjoindre grossesse et IVG, on voit ici l'impossibilité de séparer les deux sentiments qui sont représentatifs d'une partie de soi et de ses abîmes. Le bon sens ne proclame-t-il pas la haine si proche de l'amour? Les musiques ou les chansons ne sont-elles pas imprégnées de ces deux faces de manière paroxystique? Ce que nous nous refusons à saisir la plupart du temps...

Dans les deux traversées que nous venons de parcourir, Sylvia, Andrée, la grossesse n'est qu'un *symptôme de décharge* et de ce fait, *porteuse d'une hostilité déclarée*. Chacune d'elles franchit des passerelles pour enfin retrouver des limites à un paroxysme, à un déchaînement. Chez ces deux femmes, c'est d'abord le flux verbal et son déploiement qui frappent. La grossesse et son renvoi se compactent et ne peuvent être séparées, ni dans leur vie, ni dans l'approche que l'on peut en faire. Passage d'une "lettre volée" et rendue au néant, insaisissable autrement.

L'une et l'autre femme sont brièvement anéanties, à défaut de pouvoir métamorphoser d'un coup de baguette magique des situations de tension extrême à l'intérieur de soi. "Je me heurte à moi-même", dit Andrée, et Sylvia évoque son amant "l'empêchant de vivre."Offense de l'autre, offense à soi, la pulsion mortifère ne sait plus où se poser et évite de désigner la demande d'interruption de grossesse qu'elles sont venues cependant revendiquer.

L'excès de tension constatée découvre les blessures narcissiques et la "désintrication" des sentiments. C'est néanmoins l'agression de l'autre (conjoint, amant) qui se trouve plus apparente. Dans ce tournant d'existence, la grossesse est passerelle, mais aussi dévoilement de soi, retournement pour *exister autrement.*

Les deux femmes ont un débit verbal extrêmement puissant qui veut aller jusqu'au bout afin de retrouver la maîtrise qui à un moment leur a échappé. Actrices déclamant un "passage" de leurs vies où suintent les contradictions qui les meuvent et les assaillent douloureusement alors que chacune en conçoit une certaine jouissance. Les dévoilements verbalisés explicitement nous permettent de saisir que sous l'hostilité exhibée s'organisent et s'exacerbent les pulsions adverses d'amour haine.

L'*ambivalence* si souvent rencontrée s'offre ici de manière éclatante entre *violence et désarroi.*

Sous l'exhibition, couve la satisfaction et la capacité d'illusion. Sous le désarroi, brûle la vindicte d'une pulsion destructrice.

2-Les pulsions adverses.

" L'homme a besoin d'un courage téméraire

pour descendre en l'abîme de lui-même."

Edgar Morin. L'identité humaine.

"Dans le tissu de l'existence

on ne pourra plus isoler les forces de conflits et celles de l'union".

J. P.Vernant.

Que se trame-t-il sous les courants narcissiques que nous venons d'évoquer?

Chez ces deux femmes, la blessure narcissique éprouvée déploie la fracture des sentiments à l'égard de l'homme, marque un dédoublement manifeste en pulsions adverses.

a - Discordance et dualité amour haine.

Faisons un détour et reprenons les *figures* bibliques ou antiques qui évoquent les ruptures et les disjonctions du parcours singulier de l'humain.

Selon la Bible, vivre dans une *dimension de "manque"* fut présenté par le diable-serpent comme un défaut, et en même temps sa proposition dévoilait en l'être, l'écho de la tentation *"d'être tout"*. L'épisode de la sollicitation incisive du diable-serpent[100], en saisissant l'humain à la fois sur ces deux voies lui signifiait le mystère et le tragique de l'existence sous l'image (métaphorique) "d'une pomme de discorde". En ce choix désigné, cette alternative

100. Les serpents et dragons, ces forces obscures, sont présentes dans toutes les mythologies et récits des"commencements". Diable, signifie séparateur; dérivé du verbe *"diabalein"*, jeter entre, et péjorativement séparer. *Dictionnaire historique*.. A. Rey.

offerte à la femme, l'imprévu de sa *transgression* venait rompre *l'uniformité* "paradisiaque", sans heurts ni changements. Le geste qui paraît ouvrir les humains à se découvrir *différents*, soulève le *temps en ses déclinaisons et ses carrefours*. Dévoilant l'écart fondateur qui existe entre les sexes, la "Genèse" biblique outre sa visée théologique, atteste essentiellement "la nature de l'homme". L'insécurité en l'être, le manque qui le taraude révèlent le désir qui le pousse jusqu'à l'infini, en même temps qu'ils *dévoilent* à *l'humain* son *inachèvement,* son incomplétude, adossés à ses limites temporelles.

Un nouveau style de relation de l'être se profile. Dans sa *condition de tension intérieure et de distance nécessaire au dialogue avec l'autre*, vivre dans une dimension de manque, devient cependant terreau de sa liberté et de sa recherche en direction d'un autre différent. Le rapport de l'homme à ses actes par *l'échange et la parole* avec l'autre, *l'humanise.* La parole est ce qui "différencie l'homme de toutes les choses, car elle ne se manifeste qu'en lui"[101].

D'autres figures mythiques évoquent *la séparation nécessaire* à l'existence. Consultons celle d'Œdipe qui intéresse tout particulièrement la psychanalyse. Œdipe est chez les Grecs la figure du premier enfant abandonné, parce qu'un mauvais présage, une *menace*, lui prévoyait un destin tragique. Retrouver sa véritable parenté fut fatal à sa mémoire. Il lui en est resté le pied enflé, que désigne son nom. Du point de vue de l'anthropologie, Jean Pierre Vernant[102] remarque que la personnalité d'Œdipe est double. Œdipe est idéalisé puis destitué. Il est un roi d'un naturel orgueilleux et le peuple qui l'a choisi l'adore, mais, lorsqu'il sera devenu monstre de souillure par l'inceste, son peuple devra le chasser. "Il ne connaît pas cette part d'ombre qu'il porte en lui

---

101. Vasse D., *La grande menace,* Seuil, 2004, p. 444.
102. Vernant J. P., Vidal -Naquet P., *Mythes et tragédies,* La Découverte, 1995, p. 86.

comme le sinistre reflet de sa gloire."[103] Œdipe devra payer au prix de ses yeux, sa clairvoyance sur ses actes.

Analysant la tragédie d'Œdipe roi J.P. Vernant expose et souligne l'interrogation angoissante qui la traverse: "dans quelle mesure l'homme est-il réellement la source de ses actes? Ses actes n'ont-ils pas ailleurs leur véritable origine? Leur signification ne demeure-t-elle pas en grande partie opaque?"[104] Nous pouvons reconnaître dans notre expérience clinique toutes ces interrogations. Ainsi que celle de l'humain confronté au double pilotage de l'amour et de la haine, désigné dans le mythe et la tragédie qu'il inspire.[105]

Du mythe d'Œdipe, Freud dans la psychanalyse a privilégié l'inceste avec sa mère ou la menace du destin lui est revenue en boomerang. En dehors des sciences humaines qui l'ont balisé, banalisé en repère d'existence, en "complexe oedipien", ce nom ne fut jamais porté qu'au théâtre. Car Œdipe a emprunté comme autant de traverses les voies du *parricide et de l'inceste* qui *brouillent, l'un et l'autre les générations.* Devenu un moment du développement de l'enfant, face du mythe qui serait communauté, "l'Œdipe" aurait sur le versant existentiel humain la rude tâche d'introduire dans les relations familiales les exigences et les vicissitudes des ruptures et des séparations. Cependant que dans le retournement des choix affectifs qui s'opère la fonction dite "oedipienne" serait autant d'entraîner la sublimation que d'introduire la scission.

Selon les sciences humaines d'où vient ce clivage, cette dualité amour haine? Brièvement, nous proposons un panorama succinct de ces sources enfouies.

Déjà chez le nouveau-né, dès les premiers mois, la présence ou l'absence de sa mère installe un clivage de l'éprouvé en plaisir-déplaisir. Consciemment nous passons tous par des ressentiments quand, dans la période d'enfance, une contrariété vient séquestrer

---

103. Idem, p. 94.
104. Idem, p.80.
105. Vernant J. P., ajoute "Plus tard l'homme grec ne saura plus ce qu'il en est de la conscience et du tragique de son humanité."

le plaisir et la satisfaction en cours ou obtenue jusque là, et nous avons ainsi l'expérience d'une pulsion de revendication agressive. Pour la petite fille, le passage oedipien et la rivalité à la mère sont des traversées d'un autre moment de *dualité des sentiments*, même s'il n'y en a aucune marque visible.

Inconsciemment des modes d'hostilité fonctionnent sans que nous en ayons connaissance. Ces pôles que chacun porte en soi sont constructions qui ne sont pas visibles mais qui existent bien réels. En simplifiant nous disons: ce qui se passe dans le fantasme est invisible, mais ce sont les effets visibles qui nous traversent. Cela suppose et souligne une *dynamique entre ces deux tensions en l'être humain* et nous aide à saisir le dédoublement qui s'opère et l'appréciation de "bonne ou mauvaise mère" que le fantasme conserve. De même s'installe une ambivalence à l'égard du père. Il est "à la fois aimé parce qu'il donne le nom et détesté à cause de la rivalité oedipienne"[106].

Les situations de grossesses inacceptables nous ont permis de relever l'hostilité voire la violence en leurs figures multiformes. Dans l'économie psychique temporaire de satisfaction[107], se glisserait une dissonance, un "brisant" pourrait-on dire. La face cachée de l'abolition des tensions (homéostasie) insinue la trace paradoxale d'une pulsion antagoniste, l'agressivité, voire la pulsion de mort[108].

Pour toutes les femmes que propose notre réflexion, un changement est en cours, qui vise la *réorganisation des liens avec soi et avec l'autre.* Ce que découvre l'entretien, c'est une impasse relationnelle qui peut aller en ces périodes charnières jusqu'à une

---

106. Pommier G., "dans le mythe, Œdipe eut deux pères, l'un pour la haine et l'autre pour l'amour", *Comment les neurosciences démontrent la psychanalyse*, p. 226.
107. Satisfaction, du latin "satisfactio" : s'acquitter d'une dette, donner une justification. Ce qui correspond à l'usage que nous en proposons. Dans l'usage courant, elle désigne le plaisir qui résulte de l'accomplissement d'une chose souhaitée. Satisfait: comblé.
108. Green A., "le narcissisme de mort, présent sous la forme de l'abolition des tensions jusqu'au niveau zéro." *Narcissisme de vie, narcissisme de mort,* Ed. Minuit, 1983, p.132. L'abolition des tensions n'évoquent-elles pas le sommeil définitif.

certaine *impossibilité d'envisager une véritable relation à l'autre.* "Faire du lien" est perturbé au présent et sa possibilité et sa réalisation sur quelques trajectoires antérieures que l'on se tourne furent imprégnées d'une trace d'absence, d'une distorsion, voire d'une discordance. Ce sont les *transformations* du lien à prévoir ou à opérer, *les modifications* nécessaires, celles qui s'annoncent tant dans l'adolescence qu'au cours d'une vie adulte, qui viennent en pliures grinçantes soulever, rappeler l'écho d'autres séparations.

Ces mémoires englouties en quête d'issue, les violences ternissant le miroir intérieur dont nous tenons les rênes par l'apparence cherchent aussi un passage. Dans la situation d'IVG, c'est sur ces vecteurs que vient vibrer l'interrogation de l'ambivalence d*es courants narcissiques divergents.* Plus ou moins visible ou latente, la dualité[109] amour-haine réapparaît dans des circonstances de tension. La dyade visible-invisible se coule selon l'attelage Eros-Thanatos. Nous avons pu entrevoir l'hostilité qui couve dans le *"creux" du comportement masochisme* de celle qui éprouve le "mépris" ou l'animosité de l'autre. La pulsion agressive est déjà à l'œuvre dans la dépréciation de soi apparue. Autre discordance rencontrée, celle de la *pulsion d'emprise* où sous couvert de satisfaction et sous le voile de l'accaparement et d'une certaine possessivité, le vœu inconscient pour combler, pour ne pas être manquante, côtoie de très près l'agressivité.

Au départ la tension se porterait vers une tentative de faire du lien. Si la *satisfaction inconsciente* vise à combler pour se faire du bien, en même temps selon les cas elle peut donc également porter la marque de la haine, "tuer la mère en soi", dit M.Bydlovski[110], en lui refusant de "payer sa dette de vie", de transmettre à son tour la vie.

---

109. Dualité qui a inspiré au cinéma *Dr Jekill et Mister Hyde,* double personnalité aussi inquiétante l'une que l'autre. (Tiré du livre paru en 1920 de Robert Louis Robertson). Dans le "Dictateur", un même visage, celui de Chaplin, incarne et traverse Hynkel et le petit barbier juif, si antagonistes qu'il va parler sur deux timbres de voix! Bien d'autres films ou romans rappellent cette dualité.

110. Bydlovski M., *Les enfants du désir. Le désir d'enfant dans sa relation à l'inconscient,* Psychanalyse à l'Université, Tome. IV, 1978, p. 66.

Sur ce trajet, la "satisfaction" aurait une fonction partielle. Revendication "primaire", résiduelle de l'enfance, "se satisfaire" équivaudrait parfois à "se venger" soi-même. Les deux "logiques" d'existence, principe de plaisir et principe de réalité, sont liées et inséparables.

"Tout ce qui est séparé est en même temps inséparable. Quel paradoxe!."[111] Mises en scène du caché, de "l'insu" dans les situations livrées à notre réflexion, pulsion de vie, pulsion de mort sont tissées ensemble. Inscrites en l'être, elles ont pris d'abord visages du présent et en même temps elles sont remontées à leur source. Quand est libérée la pulsion agressive, cette part de la pulsion de mort a le choix de se porter ou de s'infléchir sous l'aspect d'une dépréciation sévère, "critique" voire *dépressive* vers soi ou vers des images intériorisées (mère, fratrie) ou d'autres extérieures. Elle dirige selon les cas l'auto agression ou l'agression vers l'autre: faire mal à l'autre (qui est un peu de soi-même). On a constaté que les "Don Juan" sont bien souvent des agressifs refoulés ou seulement camouflés.

La *partition inconsciente* invisible destine la grossesse à autre chose qui n'est pas un enfant, mais la *représentation d'une séparation* à opérer qu'elle porte dans cette destinée. La pulsion de mort n'est donc pas seulement le fait que le fœtus soit annulé, mais elle sous-entend que le geste réalisé est d'abord et autant une agressivité aux directions multiples, comme nous venons de la suivre. Envers soi dans *le fantasme*, vers l'enfant qu'on a été, la *mère archaïque, "le double obscur maternel"*[112] pour une part détestée. Une part de la pulsion se dirige vers ceux à qui on en veut. Le défi de la vengeance, le "message", est porté par le biais de la grossesse. Nous voyons *l'expression du fantasme passer dans la réalité*. Certaines femmes souhaitent voir le contenu du bocal d'expulsion comme pour s'assurer de cette coupure-là, de cette réalisation-là !

---

111. Cassé M., Morin E., *Enfants du ciel*, O. Jacob, 2003, Citation d'E. Morin, p. 88.
112. Lemoine-Lucioni E., Partage de femmes, 1976.

Aux assises de Marseille[113], Marie de Hennezel se demandait si "l'enfant désiré par l'inconscient dans son vœu d'homéostasie peut devenir un enfant réel". Sa réponse "tout dépend de la capacité féminine à utiliser un moment narcissique comme tremplin vers un investissement" était une hypothèse. Selon notre expérience clinique nous avons pu mettre en évidence et nous pouvons dire que *le moment narcissique* est seulement là pour une "*satisfaction" éphémère"*. Moment qui a été "appelé" en cette direction dans tous les cas où la grossesse est de surcroît surprise accidentelle. D'autre part ce que cet "intermède" rencontre et qui lui fait écho est un *moment de discordance* qui va fonctionner sous la double polarité amour haine. Au quotidien, la face étale de l'amour couvre les remous de la haine ou de l'agressivité que l'éducation a jugulés et maintenus à distance. Dans des circonstances critiques comme celles de la configuration de l'accidentel et du refus de la grossesse, on peut rencontrer l'hostilité archaïque qui l'emporte. Ces croisements sont des alternatives douloureuses certes mais déterminantes de l'avenir pour certaines. Création ou procréation sont deux réponses aux moments de tension en l'être[114].

Ce temps des changements à opérer est *d'accélération,* voire de retournement pulsionnel devant une menace qui en soulève une autre. Toute *menace dérègle la distance à l'autre.* Tout *échange* est aussi une question, une gestion avec l'autre dans la distance entretenue. La nature des menaces extérieures présentes peut orienter les croisements avec les menaces antérieures intériorisées. Selon l'interaction celles-ci peuvent à leur tour orienter la réponse.

L'inceste est le court-circuit qui brouille la distance à soi et à l'autre. La *procréation soulève les motions incestueuses* relevées tant en

---

113. De Hennezel M., *Deuil et grossesse : Une problématique du narcissisme.*, Journées de gynécologie sociale, Marseille, mai 1983.

114. Rondot-Mattauer B.,: Florence qui se situe entre deux choix, l'un de création et l'autre de faire un enfant, refuse celui-ci afin de ne pas s'identifier à sa mère qui "n'a rien produit malgré ses dons". Le choix se logera vers une contre-identification à la mère, réalisant une oeuvre sans procréer. *La dynamique su sens,* Erès, 2003, p.100.

clinique des accouchements qu'en analyse des stérilités. "Le premier enfant, c'est de sa mère qu'on l'a désiré"[115]. Et le second serait souhait d'un don du père. M. Bydlowski a signalé que "les renversements sont souvent des défenses contre l'angoisse de castration: "on met quelque chose à la place du rien"[116].

Grâce à une surveillance médicale et psychologique, dans la clinique des grossesses menées à terme on a donc commencé à s'apercevoir qu'elles ne sont pas toutes aussi désirées qu'on veuille bien l'entendre, qu'elles n'ont pas toutes cette aura bienheureuse qu'on leur décerne à priori. Dans l'ouvrage récent que Sylvie Faure Pragier[117] a consacré aux traitements des stérilités, elle souligne "la difficulté à situer le niveau où fonctionne le symptôme de l'infécondité". Elle a croisé l'hostilité contenue dans les premiers attachements qui peut venir barrer le futur d'une grossesse, car "le bébé porteur de la propre agressivité (de la femme), risquerait de la détruire". Elle remarque aussi que "dans l'avortement volontaire, à travers l'enfant, "objet partiel", une désintrication pulsionnelle en l'absence de symbolisation, peut mettre la haine au premier plan." Nous avons trouvé là confirmation de notre expérience des fécondités désavouées par l'IVG. De plus "l'objet partiel" qu'est la grossesse (pour l'inconscient dans les cas d'IVG) risque aussi d'être un "objet" *indifférencié* quand il sert à la fois de *satisfaction et d'hostilité.*

Ainsi bien des grossesses sont inacceptables quand elles viennent à pencher sur le *versant oedipien* et ses lambeaux affectifs des rejetons "inconcevables". La pulsion destructrice est particulièrement agissante en ces personnalités au *narcissisme blessé*, car la répression des sentiments est telle qu'elle n'attend que la première occasion pour les voir ressurgir. Si l'Œdipe organisateur

---

115. Bydlovski M., *Les enfants du désir. Le désir d'enfant dans sa relation à l'inconscient.*, Psychanalyse à l'Université, 1978, p.79.
116. Bydlovski M., *Les enfants du désir. Le désir d'enfant dans sa relation à l'inconscient.*, p. 63.
117. FAURE PRAGIER S., *Les bébés de l'Inconscient. La psychanalyste face aux stérilités.*, PUF, *2003*, p.167 et 169.

n'a pas fonctionné correctement, la femme a également mal défini la féminité de sa mère. De ce fait elle se perçoit tout autant *disqualifiée* dans la sienne. Ce qui renvoie aux problématiques de la castration toujours en suspens chez certaines. Le moment narcissique défaillant du présent croiserait un "fantasme de réparation" en attente avec lequel cependant sous ce label, faire du lien est inhibé d'un interdit. Les grossesses sont alors non seulement inappropriées mais insoutenables, inadmissibles.

En résumé quand la situation sollicite un nouvel investissement, affectif ou pas, elle éloigne ou tranche un attachement. Cette séparation vient rappeler d'autres "traverses" antérieures. La réponse narcissique immédiate et non élaborée selon une grossesse qui sera refusée, se propose en inadéquation et seulement comme un raccord en train de faire l'œuvre en "souffrance". Le "passage défensif" par l'interruption d'une grossesse peut faire dépasser à la femme l'un et l'autre seuil critique. Pour cette raison, nous pensons que l'on peut être amené à considérer que l'IVG pourrait être une *étape de croissance personnelle et identitaire* au féminin. Alors au lieu de banaliser ou réprouver cet acte, reconnaissons qu'il vient poser les jalons d'une *interrogation.*

A la fois symbolique et bien réel l'acte d'un rejet, d'une césure, abrite subrepticement et occasionnellement la *tension dépressive* qui n'est pas loin. Ce qui est repérable, c'est la levée des affects, leur intrication-désintrication qu'elle souligne. Le surinvestissement narcissique brutal en général musellerait l'agressivité qui n'apparaît pas toujours évidente même dans le dialogue. C'est alors qu'on entend les plaintes somatiques et les angoisses masquant et témoignant à la fois d'un essai de contrôle des pulsions hostiles.

Nous voyons l'expression de la pulsion de vie (faire du lien) associée à la pulsion d'hostilité destructrice selon une certaine construction que la psychanalyse appelle "intrication-désintrication pulsionnelle". Elle souligne la destructivité (Thanatos) se portant sur quelque chose d'intérieur mais visant aussi un objet extérieur (dans la vengeance) particulièrement visible. Dans l'alliage et la fracture, amour haine (Eros-Thanathos)[118], les fantasmes qui les animent sont invisibles, mais visibles en sont les effets. N'est-ce pas ce même "tissage" et ses manifestations que nous voyons couvrir le monde de sa toile[119] ?

Reprenons un court instant l'épisode de vie de Sylvia par exemple (L'ombre du père). Nous avons perçu que la vengeance est aussi jouissance. Cette coalition des sentiments s'exprime chez elle manifestement sous la violence du réquisitoire contre l'amant et la revendication envers le père où se mêle l'*exaltation* d'une double admiration presque sans condition. La capacité d'illusion chez elle est équivalente à celle de l'enfance. Alors qu'elle dit avoir tenté de rompre sa relation, le rapport sexuel fécondant est sans protection. Singulièrement, "la douleur psychique provoquée par une déception peut être reçue dans un état d'impréparation due à la scotomisation et au déni des signes de changements"[120]. On peut évoquer aussi sous ce geste ce que Maria Torok nomme "l'irruption libidinale triomphante d'une fête maniaque" qui convie au *moment d'un deuil*, d'une perte[121], *l'exultation* au comble du *paradoxe* en ce temps. Car lorsque Sylvia conçoit, inconsciemment un savoir existe sur la séparation en cours. La grossesse est appelée à disparaître voire "pour disparaître," car elle n'est qu'un

---

118. Millot C., "L'affirmation: dire oui, appartient à l'Eros; alors que dire non, rejeter au dehors, appartient à Thanatos."*Abîmes ordinaires,* Gallimard, 2001, p.44. "Nœud incestueux de l'amour et de la haine que l'ignorance abrite." p.153.

119. Personne ne nous dira pourquoi nous avons vu une femme torturer un prisonnier en Irak. Est-ce soumission à une idéologie manichéenne ou goût pervers de faire souffrir? Qu'est-ce qui a déterminé en dehors du contexte socio-politique cette "vocation" féminine? De quels remous profonds émane cette indifférence ou cette jouissance?...La psychanalyse propose d'évoquer les mécanismes primaires d'identification à l'agresseur supposé ou désigné.

120. Green A., *Narcissisme de vie. Narcissisme de mort,* Ed. de Minuit, 1983, p. 151.

121. Torok M., *Maladie du deuil et fantasme du cadavre exquis,.* Revue française de psychanalyse, 1968.

représentant, représentation[122] de la coupure à "marquer" définitivement, à l'adresse de son amant.

La plupart du temps, cette dérivation d'une grossesse accidentelle voire souhaitée(?) est venue masquer pour un temps l'angoisse du changement ou la séparation à opérer. En raison de l'enjeu qu'elle détient et selon ce qu'elle *"représente"*, elle est vouée à son renvoi car elle n'est "opérante" que sur ce trajet inconscient. Lors d'un avortement, cet "essai" peut très bien ne pas réussir. Et on voit les mêmes interrogations ressurgir en répétitions d'IVG. Par exemple, dans le cas d'Eugénie(Sourde violence du groupe), qui est venue à deux "reprises" nous pouvons relever qu'il s'agissait de reprendre les liens distendus à ses enfants, à son mari, contre la cellule familiale envahissante. De plus cette sollicitation par une grossesse se heurtait à la *problématique masculine* en son incapacité à *renouveler* lui aussi ces liens antécédents. En cet augure la question d'être s'adressait au *masculin* interrogé en ce moment d'existence.

Quand l'homme participe de la décision du refus ou de la fuite que cette annonce engendre, quand le refus vient de l'homme, l'image de soi avec l'autre porte déjà sa discordance. Bien que l'homme ne soit ni portant ni gestant, nous saisissons que sa parole d'acquiescement à une grossesse est un engagement très important. La transmission filiale, cette transformation de fils en père, est une charnière encore plus sensible que pour une femme, car ce sentiment ne transite pas par le corps. Elle reste pour certains *hommes un écueil à franchir* qui peut revêtir l'insécurité d'un danger. Tout comme chez sa compagne, le sentiment de paternité qui serait à construire peut entrouvrir une blessure ancienne.

En conclusion, l'événement de l'IVG témoigne que la femme a besoin de *gratifications sur un narcissisme blessé*, écorché ou

---

122. *Représentation*: quelque chose qui dit ce que nous sommes, ce qui anime la situation, et ce que signifient les objets pour chacun ou collectivement comme référence.

défaillant. Renarcissiser est en permanence l'appel à réparer les figures défaillantes, les figures d'absence ou du manque. Mais ici la gratification fonctionne comme un repli, un *retournement dans le fantasme.* Ce repli empêche que cet investissement sur une grossesse symptôme n'aboutisse. Une grossesse s'originant dans la "faille et le manque", si elle peut dans certains cas faire sortir, émerger de la blessure narcissique, a pour conséquence logique bien qu'absurde son interruption.

Si l'être est fait pour être relié, il est tramé de séparations, au masculin comme au féminin. L'humain se trouve placé devant un double pilotage de l'amour et de la haine et oscille entre les deux. Il nous est parfois difficile de faire la part du sentiment complexe de la pulsion d'amour haine qui envahit certaines situations. Les images péjoratives de l'autre avec soi que la verbalisation libère, clarifie, témoignent de l'ambivalence, du chaos, impossible à gérer autrement. Aussi brutale que temporaire, le rejet se situe dans un moment que nous avons qualifié de "crise". La grossesse ne peut que *représenter* toutes les *séparations* nécessaires ; elle est rarement en direction d'un futur qui serait un enfant. Nous répétons qu'elle a une "*fonction*" *symbolique.*

Nous avons vu que dans l'engendrement, la satisfaction narcissique vient prendre une large part chez nos contemporains. En ces fécondités désavouées, et sous le terme d'ambivalence, se manifeste un excès de tension venu se dériver là. Ces situations ne sont pas pour certaines sans évoquer la "mélancolie" et ses phases bipolaires, correspondant au besoin d'ajouter quelque chose, en "satisfaction", gratification, puis au désistement qui doit renvoyer le leurre de cette réparation, phase agressive retournée contre soi très souvent et sa "dépressivité". Mais lorsqu'une revanche est à prendre, l'aspect agressif contre une personne extérieure vient au premier plan.

b - Les entraves à "faire du lien"

En notre temps quelles sont les entraves à faire du lien? Qu'y a-t-il à transmettre selon la trame des liens?

Dans notre observation, souvent le passé encombrant, lointain ou plus récent barre l'identification à une figure maternelle et à sa continuation. "Faire du lien", c'est en général franchir le *passage de filiation* vers celui *de parent* où se *construit* comme nous l'avons souligné une *nouvelle identité.* Faire du lien vient aussi à *transmettre* ce qui évoque à la fois échange, prolongement, envoi et continuité. Transmettre c'est aussi "faire passer" qui déroule et ouvre l'idée de connaissances et de messages.

-Les conditions sociales: manque de travail, précarité et consumérisme.

Les motivations aux demandes d'IVG qui sont le plus souvent avancées sont d'abord économiques et justifiées, signes des temps. Outre l'incapacité financière réelle, le manque de travail, l'inactivité dans notre société pénalisent aux regards des autres, voire déprécient. La reconnaissance que le travail assure est devenue légitimité et nécessité. Son absence peut être vécue comme dévalorisation, relégation. Elle désoriente la personne dans ses rapports à elle-même et au monde. Elle brouille les rapports à *l'environnement qui devient hostile*, donc maltraitant. Boucle infernale, le décalage peut entraîner l'impossibilité d'entrer dans une véritable relation aux autres.

Antérieurement le travail énonçait pour nos sociétés la sédentarité et la stabilité en même temps qu'il donnait sens à l'existence. A notre époque, la "place" du travail est dramatiquement "par défaut". En revanche, l'argent qu'il procure à ceux qui en bénéficient assure un certain pouvoir. Peut-on monnayer tous les échanges ? Dans le film[123] "L'emploi du temps",

---

123. *L'emploi du temps* de Laurent Cantet..

se découvre la violence du rapport au monde de l'économie et du travail. Le personnage qui porte sa fêlure sur son visage doux, erre d'un endroit à un autre en quête d'un signe pour renouer des liens. Mais le temps est réduit à des compétitions et l'homme *remplit les heures et non sa vie.* Il n'a à proposer à la gratuité des échanges que le circuit du "marché".

L'injonction sociale actuelle met en avant le goût de la consommation. Ce raccourci qui ouvrirait aux emplois donnerait croissance et... travail... et les enfants, est un autre circuit qui peut s'avérer un leurre. Les moyens financiers si initiateurs soient-ils ne sont pas les seules conditions pour émouvoir l'allégresse de "faire du lien" dans l'amour des enfants et leur éducation. L'aisance ne conduit pas seule les maturités relationnelles et n'assure pas la conjugaison des sentiers du cœur. Elle ne fera pas apparaître spontanément, nouvelle baguette magique, le désir de procréer, même si elle le conditionne aussi. Il n'en reste pas moins que les besoins insatisfaits peuvent perturber et ajouter à la déréliction des situations où le "manque à être" est déjà à l'œuvre.

La toute-puissance des besoins[124] imprégnée d'immédiateté, reste une figure d'enfance qui n'a pas appris l'écart nécessaire et fondateur pour que s'instaure le véritable désir qui fait sa place à l'autre et aux attentions qu'on lui adresse[125].

L'économie de consommation qui insiste et amplifie nos demandes met d'une certaine manière à *distance,* entre parenthèses, la *construction personnelle.* Dans la satisfaction accentuée des besoins et des surenchères médiatiques, le *délai* est *raccourci* entre les *attentes* et leur réalisation. Il n'instaure pas le différé et ses relais. Si le consumérisme modifie le champ des objets accessibles et l'univers

---

124. Ramonet I., Dans *Manière de voir* n° 63 juin 2002. "La dictature du profit fabrique des besoins et nous fait accepter notre propre asservissement". Alain Accardo ajoute le commentaire :"Elle a déjà causé d'immenses dégâts dans tous les domaines."
125. Serres M., "les nouvelles technologies suscitent aussi un nouveau rythme émotif". *Récits d'humanisme,* Le Pommier, 2006, p.56.

du possible, il transforme également le temps pour les acquérir. A l'espace dilaté ponctuellement, s'adjoignent les sensations reçues où le primat du visuel est très incitateur. Une sensation qui peut devenir immédiatement satisfaite, gratifiée, n'établit pas le différé, la durée que contient l'attente et l'imaginaire qui l'inspire. Le temps agrippé à une sensation puis à une autre devient objet de découpage, nouvelle dispersion, laissant des résidus de défilement où les fils conducteurs s'embrouillent, se télescopent, voire restent inexistants. Le *consumérisme ajoute, il ne complexifie pas* immédiatement. Il ne peut servir de modèle à une prévention qui demande délai et visée à plus long terme. La parcellisation devient signe mortifère d'éclatement et ce qu'elle comble à nos yeux oublie que ce qui n'est pas là, l'absence, compte au-delà de la répétition et de son abondance. Dans un monde où tout est jetable, la portée d'une erreur, accidentelle de surcroît, est bien moindre puisque toute chose est remplaçable.

Dans les situations vers lesquelles nous portent nos réflexions présentes, les satisfactions matérielles ne font pas toujours défaut. On s'aperçoit qu'elles ne suffisent pas à empêcher les relations défaillantes qui attisent les grossesses refusées. A la lecture en cours, nous avons perçu dans certains cas que celles-ci sont des "passages à l'acte", des "raccourcis", modèles sans parole, d'une pulsion s'étayant sur un fantasme, satisfaction éphémère qui ne s'adresse pas à la matérialité d'une grossesse, encore moins à la présence d'un enfant possible.

Notre subjectivité serait donc modifiée par l'environnement que la société[126] déploie et les échanges qu'elle met en place, inculquant l'automatisme qui détruit la responsabilité, le mimétisme qui nous en exempte. La manière de se percevoir dans cet univers de dispersion et de conditionnements nouveaux est bien différente de celle de nos aînés.

---

126. Serres M., "Tonitruants, les médias, la publicité, le commerce, les jeux répètent: "Imitez-moi, devenez les véhicules automatiques de la répétition de nos marques, pour que vos gestes répètent, multiplient en les répétant nos succès commerciaux". *Récits d'humanisme.*, Le Pommier, 2006, p. 171.

-Les insécurités.

L'insécurité personnelle, la désinsertion relationnelle que des défaillances familiales ont pu développer, se voient redoublées parfois de l'insécurité professionnelle de la personne. Comment se construit la subjectivité qui tente néanmoins de s'orienter dans le cadre actuel? L'influence de la famille a-t-elle un impact sur l'élaboration et l'expression de la personnalité ?

Tribut de l'éclatement spatial, l'isolement de certaines "parentalités" réduites aux seuls père et mère voire monoparentales ajoute à l'inquiétude et aux appréhensions. En réaction à l'atomisation de l'individu face aux sollicitations multiples, notre époque a valorisé *l'autonomie* qui serait en quelque sorte la sécurité face à toutes les dispersions. Cependant qu'en même temps ce rétrécissement de l'espace familial crée des attachements forts et l'enfant idole qui en dérive.

L'autonomie acquise dès le plus jeune âge et l'assurance qu'elle donne entraîne à se déterminer dans les choix et les exigences qu'elles drainent. La destruction de la norme par la relativité amène à poser la parité d'un choix et d'un autre où l'orientation de l'élection se polarise selon les critères extérieurs du moment. La subjectivité qui l'inspire n'implique pas toujours et nécessairement le discernement. Sont confondus bien souvent l'égalitarisme et l'équivalence. Le choix risque de se fier à une mode, à une extériorité collective beaucoup *plus rapidement changeante qu'auparavant*. Le plus désirable est-il forcément le meilleur ou seulement l'effigie passagère de l'affiche? Dans un monde pléthorique, l'influence de la relativité et du provisoire voisine fréquemment et paradoxalement avec la difficulté voire l'incapacité de traiter les aléas et le changement.

L'autonomie, cette *construction impérative*, réplique le monde vers soi, et en corollaire, l'autre peut être mis à distance. Nous sommes devant ce que le sociologue Alain Erhenberg nomme "l'individu incertain"[127] où, à la place des conflits dus aux contrariétés externes, l'être ne reçoit plus que la sanction de ses erreurs et la dépression de soi qui en est le tribut. Alors que les conflits naguère se réglaient dans l'affrontement à l'autre, les errements se "paient" désormais presque en solitaire. Nouveau style à se percevoir où s'accroît le risque de se refermer sur soi.! Selon Alain Ehrenberg "l'autonomie devient une contrainte pour se repérer et agir dans une société morcelée... Elle exige de l'individualité mais elle la fragilise. Elle exige ... des capacités de contact avec soi et de communication avec les autres pour son ajustement"[128].

L'antidote a toujours été l'appartenance qui fédère ou ramène la convivialité, le contact, la proximité. Souci ou sentiment d'appartenir à un peuple, une nation, une ethnie, espaces institutionnels du religieux ou du politique seraient même exacerbés dans certaines conditions à notre époque. Les individus peuvent se constituer en petits groupes circonscrits spécifiquement par des nécessités associatives économiques référées au collectif, ou selon les lois exclusives et privées des cercles, des cénacles et des sectes. On pourrait évoquer l'aspect "tribal" de certains nouveaux comportements d'appartenance restreinte.

En dehors des figures parentales, les *images médiatiques* sont *virtuelles, fortement idéalisées.* Le déferlement, le déploiement "oral" captent les attentions. Ils entraînent parfois une certaine dépendance côtoyant l'infantilisation. Par exemple pour installer les performances du "moi", un slogan fait fureur dans certaines "thérapies d'épanouissement personnel". Il s'agirait de "mettre le passé dans le passé", injonction qui devient tout aussi contraignante que les règles qui traversaient les générations précédentes. Sur cette nouvelle trajectoire qui opère selon un mode binaire inféodé au présent, la personnalité et son "moi" est hypertrophiée, gonflée, en raison des affirmations péremptoires et des courts circuits entre demandes et réponses. Pour nous sous

127. Ehrenberg A., *L'individu incertain,* Hachette Littératures, Pluriel, 1995.
128. Ehrenberg A., *L'individu incertain,* Hachette Littératures, Pluriel, 1995. p.245.

cette pratique, s'immobilisent des conditionnements bien assénés et des comportements assimilés à force d'être induits. Le danger est de vivre dans le refoulement perpétuel des incidences, des incidents qui nous encombrent de diverses manières. On s'est débarrassé de quelques contraintes qui ligotaient les usages humains, mais sous couvert de se libérer on a créé d'autres forteresses dont il est même dangereux de déloger ceux qui y sont soumis si on ne veut pas en constater l'effondrement.

Néanmoins dans notre pratique clinique, ce que nous avons *côtoyé, c'est le passé* qui s'insinue et "l'ombre du passé qui nous travaille". Les "accidents" conduisant aux interruptions d'une grossesse, sollicitent et ramènent à l'examen des situations qui appellent à réfléchir, et à "refaire du lien". Et "refaire du lien", vise et contribue aussi à transmettre.

Dans la société qui nous a précédé le tissu familial élargi apportait des figures de relais bien *réelles.* Même si elles étaient aussi boiteuses, elles pouvaient utilement faire osciller la balance des "valeurs" en contre-exemple dont on voyait les effets douloureux ou bienfaisants. Aujourd'hui comme hier dans les familles éclatées, ce sont toujours les grands-parents qui cherchent à réduire les distances que leurs enfants ont creusées entre eux par les circonstances ou par choix. Pivots qui ancrent au passé, à une continuité ?

- Transmission ?

Tous ces nouveaux paramètres de la société modèlent la subjectivité, et avec elle l'identité, la manière de se percevoir, de constituer les champ relationnels. Relation à soi, relation à l'autre, et à notre environnement, ces modes conjoints de l'hominisation humanisation en reconstruisent les figures significatives à chaque époque, chaque civilisation.

Quand les structures familiales ne sont plus intégrées dans des systèmes sociaux, l'enfant n'est plus référé à un collectif qui l'accueille même sous ses formes contraignantes ou ses rituels. Les références extérieures au groupe dans les familles élargies, beaucoup plus codifiées, stabilisées par des règles acceptées, introduisaient des croisements multiples. Nos sociétés en ont réduit les impacts. Elles en ont fabriqué d'autres où les médias visuels alimentent des usages et des rôles de fiction plus imaginaires que symboliques dans leur uniformisation. "Le spectacle de réalité se donne deux objectifs : augmenter l'estime de soi, et le sentiment d'exister pour occuper une place qu'on ne reçoit plus en héritage"[129] souligne le sociologue.

Ce sont les médias qui modèlent les représentations autant que les repères familiaux. Ils entretiennent des images virtuelles quantitativement abondantes, saturées (comme la consommation) qui sont concurrentes et souvent affaiblissent les images parentales. Selon cette démarche, ce qui donne envie de transmettre n'est plus ni aussi stable ni pressant.

L'image de *transmission filiale et générationnelle* est donc manifestement difficile à assurer dans certains cas pour toutes les raisons que nous avons rencontrées dans le récit des femmes. Dévaluées, brouillées ou faibles, les images parentales peuvent barrer l'accès à la procréation. C'est dire l'importance d'avoir de quelque manière des figures de références et des figures de soutien, c'est-à-dire des fondations. Ces figures durables rendent également possible l'adoption quand on ne peut être géniteur.

Si l'accès à une sécurité est basal et impératif, les distorsions des liens informent qu'une *distance est nécessaire entre générations* afin que la continuité dans la différence fonctionne comme garant d'une possibilité de transmission. En tant qu'avatar générationnel, l'inceste[130] en produisant les images de soi avec l'autre tortueuses et tordues en est la dégradation ultime. Inceste et viol défigurent tout

---

129. Erhenberg A., *L'individu incertain.* p.87.
130. Incestus, non séparé, pas de distance.

aspect relationnel et deviennent obstacles à procréer. En ce lieu hospitalier des interruptions de grossesse, on y entend enfin le fracas et l'écho qu'ont laissés ces "passages à l'acte" souvent familiaux. Parce que le *contexte de génitalité émeut*, les femmes nous confient le chaos que ces aberrations soulèvent ou la confusion devenue inconsciente dans une existence. En dehors des services de pathologie mentale ou de protection infantile, les pathologies ordinaires reçoivent peu ce passé qui ne passe pas tout seul.

Attardons-nous quelques instants sur un aspect très singulier en notre temps au sujet de la "problématique œdipienne" qui peut dévier ou bloquer le véritable désir d'enfant. Quand une femme croit avoir été celle de son frère dans une "vie antérieure", ce fantasme peut entraver la dynamique procréatrice. Selon les recherches anthropologiques[131] de Françoise Héritier "l'impensable absolu, parce qu'il ne peut être qu'improductif, c'est le rapport sexuel entre les identiques parfaits", en particulier ceux ou celles qui viennent de l'identité de substance par la naissance. Elle précise que dans la croyance traditionnelle des sociétés étudiées, "la nourriture partagée crée un lien de paternité aussi fort que le sang". Notre "modernité" ne prend plus en compte ces considérations et de ce fait brouille quelque peu parfois les générations dans le fantasme ou la réalité.

Au "registre œdipien" nous avons croisé la liaison du compagnon d'une femme avec la fille de celle-ci née d'un autre conjoint. Ce drame fut vécu comme un inceste.

Dans l'avortement, ce qui paraît heurter les consciences, c'est "l'histoire" de la descendance qui piétine, immobilisée, nouvelle image mortifère où "rien n'avance". L'engendrement qui est un lien avec la génération précédente peut également être refusé pour cette raison même, dans un rejet global de révolte envers la cellule familiale.

---

131. Heritier-Auge F., *Les deux sœurs et leur mère. Anthropologie de l'inceste.*, O. Jacob, 1994, p.365.

Le souhait d'un enfant est beaucoup moins défini quand l'horizon d'une transmission n'est plus très apparent ou recule. Alors qu'il y a de moins en moins de patrimoine à tous les sens du terme, alors qu'on n'a plus ou ne cherche plus ou fort peu à transmettre des valeurs, des professions de soi, de foi, ce qui vient à être *transmis,* c'est *ce qu'on ne maîtrise pas*, ce qui n'est pas maîtrisable. Les déchirures, les discordances relationnelles inscrites en chacun par son histoire et qui cheminent d'une génération à l'autre, se voient inconsciemment reconduites à travers l'éducation et les échanges.

3 - La maltraitance, miroir des sentiments antagonistes et écueil à la procréation.

Notre regard et notre écoute ont toujours été attentifs aux coïncidences qui pourraient être décelées entre *l'interruption d'une grossesse et la maltraitance.* Actuellement[132] les psychologues en poste au CHU de Montpellier notent encore une corrélation assez forte entre l'une et l'autre. De même une étude[133] à propos des répétitions d'IVG a nettement perçu que "les violences vécues par les femmes ont au cours des échanges occupé une place prédominante dans leur discours." Cette articulation a retenu notre examen vers ces épisodes de la condition humaine en son enfance. Son développement va nous permettre de saisir et confirmer que le passé persiste en l'être qui en subit longtemps les répercussions.

Au terme de nos réflexions sur les pesanteurs relationnelles qui trament les choix des IVG, ce n'est pas un détour que d'approcher l'affolement et les dérives des sentiments dans la maltraitance où le

132. Mars 2007.

133. *Interruptions volontaires de grossesse. Tenter de comprendre la répétition.* Etude de l'ORS de Bourgogne, communiquée en mai 2005 par Cynthia Morgny, sociologue qui en a coordonné et conduit le protocole. Janvier 2005.

grossissement exemplaire des dissonances *et l'exaspération des défaillances relationnelles sont rendus visibles.* Quelle peut être l'incidence d'une maltraitance sur les personnes ayant subi cette manipulation?

A l'évidence, la maltraitance *désorganise la relation de filiation* et ce qu'elle soutient de transmission. Dans l'expérience clinique, selon les personnalités marquées de son heurt, conséquences et séquelles diffèrent. Sous les menaces croisées du passé et du présent, sera plus apparente colère ou soumission déclenchée, mises à jour en même temps que l'accident de la grossesse. Evoquons la maltraitance avérée, celle de Rina (Séquelles) qui fut marquante dans nos rencontres où l'agressivité voire la pulsion de mort tendent à être plus lisibles, même si elles n'apparaissent pas manifestes dans le récit de la personne.

Les enjeux et l'apparence d'une grossesse refusée bloquent momentanément la filiation. Ils ont fait apparaître au regard qui interroge l'événement deux pistes à notre réflexion, les "défaillances relationnelles" d'une part et d'autre part sur les voies narcissiques empruntées la bipolarité du sentiment d'amour haine. En cette proximité des affects et sur le trajet de leur interaction, se loge aussi la possibilité d'une "déliaison" de l'agressivité.

En ce domaine d'approche, un autre exemple vient à l'appui de nos propos. Le bref récit que nous proposons nous a été rapporté par une consultante dans une association contre la maltraitance.

> Il a été reconnu qu'une femme a laissé naître deux jumeaux "indésirables". Mais apparemment l'un a servi de "bouc émissaire" signifiant le refus initial. L'enfant "rejeté" était en permanence le souffre-douleur, réceptionnant l'inertie ou la vindicte de sa mère sous les coups. Le déséquilibre relationnel a entraîné la mère jusqu'à substituer à la consultation médicale le jumeau en bonne santé afin de nier l'état maladif de son frère qu'elle sortait rarement de son lit. Cette supercherie a d'ailleurs mis en éveil la suspicion de maltraitance.

L'agressivité manifeste de cette femme expose la "déliaison" dans le réel des sentiments maternels et de ses agissements. L'un des enfants portait la haine et le renvoi souhaité tandis que l'autre recevait les attentions de l'attachement. Cet aperçu nous a paru manifester et conforter ce que nous avançons des remous inconscients qui se trament même en conduisant des grossesses à terme. Le "partage" dans la dislocation des sentiments en cette séquence-là est ici à l'évidence une émergence reconnaissable et flagrante.

Afin de mieux cerner le comportement de maltraitance, il nous a paru nécessaire d'en consulter les manifestations en retournant aux sources et en examinant les différentes définitions du mot traiter.

Traiter vise à *modifier* une substance la laine par exemple, à conditionner des marchandises, organiser des ensembles ou décrypter un texte. Un traitement s'applique dans le registre vital aussi bien à soigner des plantes et leur évolution qu'à soulager les humains ou les animaux. Le traitement évoque toute rémunération dans certaines catégories socioprofessionnelles. Traiter se veut tractation, négociation, mais aussi débats, examens d'une situation. Traiter a eu le sens de conduire ou d'user de quelque chose; il contient l'idée d'une *action.* On y relève la possibilité d'une mise en œuvre. Et si on évoque "l'intraitable" comme celui à qui on ne peut faire entendre raison, on remarque qu'aucune action, aucune proposition ne l'atteint et ne le met en mouvement.

En résumé il s'agirait d'une certaine façon *d'agir* pour obtenir une *évolution,* une *transformation,* un résultat différent de celui dont on part.

Chez l'humain, maltraiter, c'est user d'actions qui mobiliseraient selon des moyens et des actes, les comportements qui dévient la finalité éducative. Mal-traiter non seulement n'aboutirait pas à l'effet cherché, mais en deçà il chercherait à détourner ou modifier les êtres. Sont suggérés dans cette conduite et ces détours des soubassements de violence. Dans cette *manière d'échanger avec l'autre*, la visée n'étant pas clairement ni avouée ni définie, toutes les maltraitances ne peuvent être mises sur le même plan. Cependant nous allons remarquer qu'elles usent toutes de manipulations, de *détournements* des trajectoires relationnelles.

Examinons un peu plus longuement ses différentes manifestations pouvant *éclairer les dissonances relationnelles.* Le développement proposé qui peut sembler un écart serait vecteur pédagogique pour l'attention et la compréhension des "correspondances" pouvant exister entre les *répercussions* de maltraitance chez l'enfant et ses *échos* dans la situation d'une demande d'IVG.

a - Maltraitance à l'égard des enfants. Les violences familiales.

Généralement les usages désignent par maltraitance à l'égard des enfants des agissements en particulier parentaux dans le cas qui nous intéresse, où ceux-ci malmènent, brutalisent, harcèlent leur progéniture. Selon la gravité des sévices appliqués, le père, la mère ou les deux peuvent encourir une peine allant jusqu'à la disqualification de leur rôle. Les enfants sont confiés à des familles d'accueil ou à des institutions protectrices.

La littérature porte les marques de ces traitements qui dégradent les victimes enfantines et leurs agresseurs. La petite Cosette est soumise au bon vouloir de la famille Thénardier chez Victor Hugo. Le sort des gamins livrés à eux-mêmes chez Ch. Chaplin ou Dickens (Olivier Twist) nous émeut, nous scandalise. Même dans les contes, Cendrillon est la cible non seulement de corvées mais des exaspérations et des remarques désobligeantes de sa belle-mère. Blanche Neige, délaissée, exclue, subit la jalousie morbide de la part de la sienne qui tente de l'éloigner de l'affection paternelle. Les contes sont souvent miroir où chacun peut retrouver confusément le désarroi de certaines situations vécues. Ils en déploient aussi heureusement parfois l'allégresse de la réparation.

Avec les dernières statistiques, on sait qu'en France 75000 enfants sont maltraités et que deux en meurent chaque jour! 57%

des meurtres d'enfants sont commis par leurs parents ou leurs beaux-parents. Plus de la moitié d'entre eux affirment "avoir seulement voulu punir" l'enfant. Toutes les maltraitances viennent en général des personnes familières à l'enfant, perturbant autant l'intégrité que la confiance et la sécurité. Le défaut de soins ou leur inadéquation à l'âge et au développement reste un problème majeur de santé publique partout dans le monde.

Parmi les mauvais traitements, les brimades physiques sont les plus apparentes et les plus identifiables. Elles laissent en général des traces visibles, visent à faire mal, à satisfaire l'adulte et son besoin de pouvoir et de domination souvent afin de décharger les tensions, les irritations attribuées aux réactions enfantines. Coupables d'aveuglement, certains adultes tentent de se justifier en avançant l'intention de faire comprendre à l'enfant que ses agissements le rendent insupportable, détestable, nul ou "bon à rien". Elles emploient un recours "moral" où la honte et la culpabilité seraient susceptibles de modifier un comportement. Elles visent donc cette *démarche d'adaptation* à atteindre[134], mais inversement elles produisent *l'altération des modalités relationnelles.* Nous voyons ici poindre l'ambiguïté de certaines démarches et la *bivalence du sentiment* à l'œuvre.

Certaines contraintes voire brimades faisaient naguère partie d'une éducation stricte et ce que nous en ressentons d'odieux aujourd'hui était considéré comme presque "normal". Actuellement, quelques agissements adultes déversent leurs frustrations et aboutissent aux mêmes décharges de violence. De nos jours des *conduites défectueuses* voire délictueuses sont réprouvées tant par le bon sens que par la justice, quels que soient les moyens utilisés volontaires ou pas. Au registre des violences familiales, celles à l'intérieur des couples ne sont pas absentes des récits qui nous ont été rapportés.

---

134 On connaît ces réactions parentales qui pour inculquer le monde à l'enfant et surtout l'obéissance à l'injonction, le bouscule ou le frappe en disant "ça lui apprendra".

b - Figures sociologiques de la violence.

Les mises à l'épreuve dans les initiations de certaines communautés ne paraissaient pas des mauvais traitements mais seulement des coutumes auxquelles il fallait se plier, des rites de "passage". De nombreux rituels dans certaines civilisations ont été représentés par des défis, des difficultés à surmonter, probations sur le chemin de l'adulte à venir, *codifiées* par le groupe qui était aussi le garant qu'il n'y aurait pas de dérives à cette *mise en scène des transformations* annoncées pour l'adolescence.

Les pratiques d'excision, l'application des juridictions où les châtiments corporels viennent en punition sont des particularités culturelles que nos sociétés ne reconnaissent pas. La Convention des Droits de l'Homme a défini les consensus de l'agir humain sur lui-même et l'autre. Tous les peuples et les Etats ne les ont pas admises.

"Au nom d'idéologies et du discours qu'elles véhiculent, on a assassiné un si grand nombre d'enfants qu'il dépasse probablement en ce dernier siècle ceux qui ont fait l'objet d'un avortement."[135] De nos jours au nom d'idéologies qui masquent à peine leur but de profit le *travail des enfants* mis trop tôt à la tâche est encore à dénoncer dans certaines régions de la planète pour ses cadences imposées et les conditions sordides de leur esclavage déguisé.[136]

Et que dire des *enfants soldats* enrôlés en de si nombreuses conjonctures guerrières. Ce *détournement des esprits malléables* des

---

135. Cyrulnick B., "c'est au nom d'un discours qu'on tue le plus grand nombre d'enfants" (idéologie guerre, travail) *L'ensorcellement du monde,* Poche, O. Jacob, 2001, p. 60, "Le fait existe dans le réel mais pas dans la verbalité" (puisqu'il n'est pas culturellement un crime). "Aucune valeur n'a tué plus d'enfant que les "valeurs traditionnelles" (patrie, croisades, nazisme et les idéologies modernes)." p.61.

136. Et de plus, si on s'attarde sur tous les "conditionnements marchands", souvent constructions médiatiques, offerts aux enfants dans leurs tentations permanentes, incisives et battantes, c'est parce qu'elles atteignent aussi les adultes qui ne savent pas ou ne peuvent pas les en protéger. La campagne contre l'obésité et le diabète consécutif chez les enfants menacés de ce mal du siècle montre du doigt par exemple ces idéologies contemporaines envahissant certains *abus* publicitaires de l'agroalimentaire et de leurs succursales.

enfants est en notre temps une nouvelle brèche à notre aspiration humanitaire.[137] La permanence de toutes les manifestations de la violence oblige à la constance de nos vigilances. Si on dénonce le "tourisme sexuel", la plupart des cultures ne l'ont pas désigné comme "crime"; et les trafics d'organes (les yeux d'enfants en particulier) dont nos sociétés bénéficient par l'intermédiaire de personnels médicaux ne sont guère poursuivis ! Dans ces cas, la "liberté" et la "libre circulation des biens" masquent les hypocrisies des "traitements".

Travail des enfants, enfants soldats, en apparence ces statuts n'infligeraient pas de mauvais traitements. Cependant c'est l'enfance qu'on escamote au profit de la société *déboîtant la filiation* de son créneau, déterminant ainsi des *modifications radicales* des relations de l'être, à soi et aux autres.

c - Les blessures invisibles

La maltraitance qui s'adresse au corps peut arrêter la croissance, bloquer le développement affectif, affaiblir ou modifier les sensations voire les sentiments. Elle atteint donc aussi le développement psychique. Les retentissements ne sont donc pas que physiques, ils sont également psychologiques. Les agressions verbales, les humiliations sous forme d'insultes, menaces, punitions excessives ou les négligences graves, les privations sensorielles, les dévalorisations systématiques sont à priori intégrées et reconnues comme catégories de la violence. Isolement, terreurs, angoisses provoquées ou négligences, les conséquences en sont également des *troubles du comportement*.

La maltraitance de l'enfant porte atteinte à l'estime de soi, et détruit la confiance qu'il place en l'autre et celle qu'il engage dans

137. Des enfants sont pris en charge par des associations qui tentent d'effacer les dommages, de relayer autrement les dégâts instaurés à travers ce système relationnel. Boris Cyrulnick a désigné comme *résilience* la possibilité de reconstruire l'image de soi : "l'événement est comme une naissance à soi-même".

ses initiatives. L'enfant préoccupé par des sentiments de colère n'apprend pas à résoudre le problème qui lui vaut une sanction. Les procédés qui utilisent des violences gratuites, ces pulsions et les jeux pervers, voire sadiques cherchent à *déstabiliser l'enfant,* à le maintenir en état d'infériorité voire d'asservissement. La pulsion sadique peut hélas "tuer" aussi par la parole qui désoriente, déprécie, méprise voire exclut. Le désaveu prononcé va jusqu'à enfoncer l'enfant dans le chaos ou le vide. Si les violences sexuelles peuvent revêtir des formes qui relèvent de la criminalité (affaire Dutroux, affaire de Nantes), elles se présentent en sourdine, exercées et couvertes par un *détournement du langage affectif* vis-à-vis de l'enfant. L'attelage amour haine s'insinue sous l'équivoque. Par cette fausse approche affective ou éducative, ces violences-là sont *pollutions* de l'esprit autant que du corps. Elles laissent une pression de longue durée dans le psychisme et *modifient* la *relation à l'autre.*

Les cas d'incestes[138] ou de viols dans le cadre familial en sont les manifestations extrêmes et bouleversantes dans la *défiguration de la filiation,* de la relation de l'adulte à l'enfant dont les *repères basculent sur l'axe des générations.* Si toutes les violences sont facilement détectées dans la population "défavorisée", toutes les couches sociales sont concernées par ces fléaux. Pédophilie, inceste et ses corollaires d'abus sexuels, rien n'épargne l'enfant dans une société qui vient à l'envi souligner son "évolution" par l'exposition des techniques et de leur maîtrise, facilitant par ailleurs les communications, cependant que les échanges relationnels restent encore gravement en souffrance voire en panne.

Certains conditionnements détournent les jeux en travail et les sentiments en dérision. Très souvent quand l'enfant a été victime, il se sent coupable mais il ne sait pas de quoi, ce qui déclenche des *effets fantasmatiques résiduels.* Se basant sur la réalité désagréable, l'enfant la répercute d'une manière imprévisible à long terme.

---

138. HAESEVOETS Y. H., "La perversion, forme érotique de la haine" cité dans *L'enfant victime d'inceste,* Stoller; 1978, p.133. Il ajoute: "La perversion se fonde généralement sur une tendance à l'hostilité". p. 135.

Souffrir des agissements d'autrui, c'est être victime de ses manipulations. Chez l'enfant battu, le corps à corps renvoie à une figure "incestuelle" de manipulation de l'autre comme objet, ici de la vindicte. On peut dire que la maltraitance "victimise"[139], c'est-à-dire qu'elle *transforme* l'*humanité de l'enfant :* il n'est plus le même ou il n'est pas celui qu'il aurait pu advenir hors de ces conditions. En étendant l'éventail des observations aux *méfaits* du "défaussement" éducatif ou de ses défauts, nous pouvons dire que les *démissions familiales quotidiennes* fabriqueraient sinon la maltraitance, à tout le moins des *enfances douloureuses* conduisant parfois à la délinquance ou aussi comme dans notre expérience à des IVG.

Ce qui peut s'inscrire définitivement sur le parcours humain, c'est le *style de ces relations* où l'enfant devrait endurer la colère, la vindicte de l'autre allant jusqu'à croire ainsi s'en faire aimer. L'enfant peut s'arrêter de penser pour éviter de souffrir. Un élément "masochiste" s'instaure qui pourra entretenir insécurité, dépendance et docilité allant jusqu'à la soumission. En même temps qu'une sourde révolte, s'installe l'allégeance qui déséquilibre jugement et investissement affectif. Il y aurait ainsi des maltraitances plus insidieuses, sans bruit et sans éclats découverts, visant dès le plus jeune âge des enfants rejetés, critiqués, "éreintés". Elles sont souvent subies, "encaissées," développant peur et souffrance devant des exigences incompréhensibles. L'enfant tente d'y trouver par lui-même des explications qui la plupart du temps le culpabilisent ou le rendent craintif. Il apparaît évident que les *antécédents ont laissé des fêlures cicatrisant lentement.*

Si les défaillances au quotidien viennent infléchir les choix procréatifs, combien plus les violences sont-elles susceptibles de venir perturber le vecteur de transmission achoppant déjà sur les traces d'une identité "déchirée".

L'identité humaine se fonde sur la trame de la filiation et de la procréation. Si la maltraitance interroge la société et chacun, c'est

---

139. Le mot a signifié sacrifier et à partir de 1795 maltraiter quelqu'un. *Dictionnaire historique,* A. Rey.

parce qu'elle défigure la relation qui s'établit entre les êtres en présence. Elle déstabilise parfois gravement et *perturbe ce patrimoine, l'identité en train de se construire.* Le "passage à l'acte" devient "modèle"[140] et canal de communication. Il entraîne souvent des distorsions dans les possibilités et l'usage d'une résolution verbale des tensions. Et nous avons plusieurs fois insisté sur le fait que la grossesse "surprenante" venait en "passage à l'acte", *ce court-circuit par défaut d'élaboration.* Les femmes ayant subi, enduré les errements ou les excès, les débordements éducatifs, "choisirons" plus que d'autres l'interruption d'une grossesse "accidentelle". Nous en avons croisé le long de la réflexion présente l'éventail des raisons possibles.

En résumé, la commune mesure entre la personne demandant une IVG et "tout maltraité" serait le *narcissisme blessé* assez gravement entraînant le *besoin de réparations.* De plus il y a de fortes probabilités pour que *l'usage du passage à l'acte* ait introduit ce *modèle relationnel* et *réactionnel* chez celle qui a reçu les marques d'un traitement qui la dégrade, la dévalorise, voire la condamne, l'asservit à une soumission de style masochiste. Selon cette dernière figure, la personnalité féminine n'a souvent pas pu développer les canaux relationnels qui l'ajustent "normalement" au masculin. La perturbation peut même aller jusqu'au refus du féminin en son versant de maternité. En outre la *"déliaison" de l'agressivité* dans l'alliage amour haine que nous avons souligné serait *inconsciemment* à l'œuvre en toutes ces circonstances. C'est sous ces aspects qu'il y aurait une certaine pertinence à envisager une *articulation* entre IVG et maltraitance.

---

140. Morin E., "les erreurs se transmettent beaucoup plus aisément de père en fils que les reconnaissances". *L'identité humaine,* p. 203.

Chapitre V

Conclusion :

Garder l'espace des échanges de paroles.

" Chaque homme porte en lui la forme entière

de l'humaine condition."

Montaigne.

"On souffre à tout garder, on ne sait pas pourquoi on a mal" : parole de femme.

L'attente des femmes en demande d'IVG, c'est aussi cette interrogation sur ce qu'elles vivent. Entre *violence larvée et désarroi opaque,* ainsi le plus souvent se situe *l'ambivalence* des femmes. Fréquemment une autre attente se mêle à la revendication d'avorter. Une fois l'accueil engagé, certaines femmes perçoivent implicitement qu'il va être donné suite à ce qui les émeut, à ce qui s'est "joué" en elles. Ce qui les a conduites à "ça", l'ambivalence envahissante à laquelle elles "ne comprennent rien" va pouvoir se libérer, se déverser, comme on le dit d'une retenue hydraulique. D'autres se défendent d'avoir quelque ambiguïté qui les encombrerait. Cependant bien souvent ce qui n'a pas pu être mentalisé, élaboré avant cet *acte manqué* va pouvoir se *dilater dans le dialogue.*

L'entretien psychologique ne s'attarde pas, même s'il l'entend, à la motivation du rejet de cette grossesse qui dans un premier temps est tributaire de considérations sociales ou économiques non négligeables. Ce détour voile parfois la raison profonde d'une grossesse indésirable ou, quand elle était parfois prévue, de la décision du rejet. L'entretien psychologique ne se tient pas à l'image que la personne veut donner d'elle-même ou que les autres ont d'elle, mais tente l'approche de *l'identité, ce patrimoine singulier* qui est agencement de sédiments historiques et des modulations que le parcours personnel va y emboîter.

Notre disponibilité dans l'interaction, disons notre respect, notre considération, entraîne le "climat" de cette entrevue. Si la femme tente de se repérer, le cheminement vers plus de clarté se fera en ce lieu en suivant la voie qu'elle prend, étalée ou réticente. Et si c'est possible, peu à peu son malaise sous-jacent ou même l'interrogation qui la taraudait sous forme d'agacement va se dénouer. *Quelqu'un parle avec elle, lui parle d'elle* au-delà de l'événement et la considère dans son *ensemble* et non pas polarisée sur ce qui l'amène. Le terme de détresse[141] est bien ce passage étroit où le législateur a justement perçu qu'il y avait une souffrance en cette situation. Les perturbations dans l'usage contraceptif ne sont le plus souvent que le déclic devant l'ensemble ou la ponctuation d'un malaise. Car sous cette incidence-là, c'est l'être qui vient à se poser des questions sans le savoir explicitement.

Entendre au-delà de l'immédiat "ce bruit de fond qui est tout à coup manifeste"[142], cela suppose aussi le silence qui accueille, autant que le colmatage des mots que la psychologue avance parfois. Il suffit d'insérer celui qui relance autrement le flot de paroles. A d'autres moments il sera nécessaire d'être plus incisif, plus dynamique. *Comprendre,* avec la femme si possible, ce qui a pu enclencher cette grossesse que ne soutient souvent ni désir ni prévision, inadvertante dans son arrivée, si surprenante en son effet. Compréhension qui *permettra de ressaisir pourquoi elle vient à être rejetée.* Ce qui est précieux pour la personne, c'est d'*être reconnue dans son rejet.* Sous l'angoisse et la révolte, l'ambivalence, ce rejet-là n'est pas un refus d'enfant. Car ce sont les mêmes femmes qui ont ou auront des enfants. L'approche clinique témoigne que "tomber enceinte"[143] se loge dans un *processus réactionnel temporaire.*

La manière de questionner la situation dans le dialogue et celle d'en retenir dans l'écriture ce qui a pu en être perçu sont néanmoins différentes. Ce que nous exposons ne vient pas "donner raison au fantasme" apparu et en partie inconnaissable.

Ce que nous cherchons, c'est l'intersection du réel de l'actualité avec les fantasmes qui parcourent cet épisode d'existence.

---

141. détresse: dérivé de districtus, le détroit, participe passé adjectivé de distinguer, "dis" exprimant la séparation et "stingere" étreindre, d'où situation ajoutant à la misère matérielle un élément psychique, la solitude morale et l'angoisse. *Dictionnaire historique* sous la direction de A. Rey.

142. Birouste Jean. Conférence inédite.

143. Laget M., "on ne tombait pas enceinte autrefois puisqu'on l'était naturellement et sans cesse". *Naissances.. L'accouchement avant l'âge de la clinique,* Seuil, 1982, p.45.

L'entretien essaie de suivre le travail itinérant de la trace d'un fantasme qui se fraye un chemin. Il propose une médiation qui apaise, en même temps qu'il pourrait en filigrane soulever le voile du drame intérieur qui vient voler en éclats ou se tapir dans l'enclos d'une résistance. Il tente de délier les contradictions, les tiraillements produisant l'ambivalence. Proposer *une articulation en écho* à ce qui vient se développer dans le langage et l'histoire, c'est faire apparaître au milieu des deux interlocuteurs un *"troisième terme, une brève alliance thérapeutique"*. C'est peut-être un bien grand mot pour une entrevue aussi courte. Mais nous restons persuadée à la lumière de notre expérience que dans l'urgence et l'exigence de la "crise", elle existe quand l'avance vers la "relecture" d'une situation complexe vient à s'engager, à éveiller la prise de conscience ainsi nommée, car elle met en *mouvement vers le sens* qui est genèse de soi un autre engendrement.

Là où la logique des jugements disjoint les deux événements, grossesse et IVG, la psychologie tente d'établir des liaisons entre les fantasmes et le réel pour réintroduire le temps et pas seulement s'en tenir à une séquence du "maintenant" qui en est son annulation, son aplatissement. Le choix de l'interruption viendrait "répondre" à la fois aux perturbations dans les échanges relationnels actuels et passés. C'est plutôt le recouvrement des deux problématiques que leur "isolation" qu'il est nécessaire d'aborder. C'est le *questionnement qui ouvre le temps,* le met en chemin. Ce qui se révèle, vient s'intégrer dans l'organisation singulière mais aussi permettre de se détacher, *mise à distance qui cette fois est bénéfique* car elle n'est plus errante.

Dans la collaboration fructueuse avec nos deux collègues en poste à l'hôpital, nous avons pris très tôt conscience que ces situations conflictuelles que nous abordions, venaient se situer sur un point de bascule. La première découverte relative à la grossesse et à son interruption, c'est que ces deux phases se compactent et occupent une *fonction dans le psychisme.* Elle conforte l'interaction et la liaison des problèmes psychiques avec le corps surtout dans cet événement. En second lieu, les entretiens ont montré que les paroles recueillies peuvent révéler les répercussions du "travail" de *l'inconscient* qui a fait son œuvre. Le *champ relationnel* dévoilé en cette circonstance est multiforme et ne vient pas mettre en cause seulement la relation à la mère comme on l'entend trop schématiquement. Même si les modalités d'intériorisation du modèle féminin, ce qu'on nomme les identifications, orientent l'enjeu de la grossesse présente vers celui-là.

Si le creuset familial ponctue chaque histoire, c'est le *croisement* des difficultés actuelles avec le passé et ses défaillances qui nouent la grossesse indésirable et de toute façon rejetée. Et c'est parce que son *narcissisme est blessé au présent* que la *femme retraverse des pulsions adverses* et *antécédentes* qui viennent s'exposer ici. La grossesse dans le cas de son interruption vient *signaler* un *dysfonctionnement dans les champs relationnels.* La complexité de ceux-ci rendue évidente dans le dialogue échappe cependant aux jugements hâtifs.

Ce qui frappe dans les entretiens, c'est le treillis du *passé qui travaille* chacune à sa mesure, et le tissu relationnel infiltré des antécédents qui viennent refaire surface. "Telle révolution, tel conflit cherchent en amont leurs causes et ne peuvent que les trouver dans l'amoncellement chaotique des choses du passé", souligne le philosophe Michel Serres[144]. Pour nous, les menaces actives du présent vont soulever celles du passé. Le passé nous "travaille" parce que nous sommes *tributaires de l'inconscient* par le fait que nous sommes des êtres de langage. Dans l'expérience clinique ramener le passé est néanmoins insuffisant, si un regard vers le futur à partir du sens ne peut se développer. Il arrive que le simple fait que son état présente de l'intérêt[145] permette à la femme dans la possibilité du déploiement personnel d'envisager un futur différent "après" l'accident.

144. Serres M., *Récits d'humanité.. Le Pommier, 2006.* p. *112.*
145. Zarifian E., "La solution thérapeutique, c'est d'aller au-delà du symptôme, s'intéresser à toute la psychologie du sujet pour tenter de comprendre sa fonction dans l'économie psychique". *La force de guérir,* Poches, O. Jacob, 2001, p. 153.

L'interruption volontaire de grossesse qui s'est présentée comme une *intersection*[146] du passé et du présent, est donc une *ponctuation* à replacer sur une *trajectoire d'identité.* Si les conflits sont toujours réveillés sur le vecteur de la *procréation, c'est qu'il est un vecteur citadelle de l'identité,* l'éveil d'une part de la féminité. Le "je" de chaque identité est une économie, une réserve. Le "moi" de toutes les apparences est dilapidation, consommation "consom-action", parfois encombrante, dont l'expression "faire le vide" répond aux "vacances" qui nous sont nécessaires. "Faire le vide," c'est parfois aussi, nous l'avons rencontré, une parole de femme. Avec cette réalité-là, c'est comme si les femmes se débarrassaient d'autres obstructions qui "les étouffent ou les "éteignent", "le besoin de souffler." Tous ces mots-là ont été prononcés, entendus!

Les figures multiformes de la violence ordinaire habitent nos fantasmes et nos vies. La pratique clinique a reconnu une corrélation entre interruption de la grossesse et maltraitance. L'examen de celle-ci nous a permis de souligner les *disjonctions relationnelles et les fantasmes qui vont en prolonger la trace.* La maltraitance est modèle de tous les maltraités, boiteux de la vie. "Qui autour du monde, qui autour de l'histoire n'a jamais reçu la vie sans recevoir en même temps des offenses à la vie"[147]? La pulsion agressive, rencontrée aussi bien au quotidien que dans les maltraitances, a conduit le fil rouge de cette réflexion vers les abîmes ordinaires. La maltraitance est prégnante, elle témoigne que ce phénomène fait loupe sur de nombreux agissements car la fonction parentale n'est nullement à l'abri d'inconséquences ou de dérives. Les images péjoratives de soi, qu'elles soient réalités ou imaginaires, peuvent se présenter chez tout un chacun à des moments de crise, en dépression de soi, si courante à notre époque.

---

146. Serres M., "Chaque fois que l'écoulement destinal branle et *bifurque,* il réordonne son passé, il en filtre les éléments propres à conditionner la suite de quelque nature qu'elle soit.". *Récits d'humanité,* p. 112. Remarquons aussi qu'Œdipe rencontre le Sphinx à un *carrefour.*
147. Balmary M., *Abel ou la traversée de l'Eden,* B. Grasset, 1999, p.143.

La prise de conscience à l'égard des dégâts d'une maltraitance que l'on aurait tendance à regarder de haut a *contribué* à mettre en perspective et à *conforter* la *dualité* qui est le lot de *tout humain.* Zones d'ombres que gouverne l'alliance amour haine, vie et mort enchevêtrée dans la pulsionnalité et ses manifestations qui viennent à se présenter *discordantes.* Ce qui paraît à l'évidence être commun à la maltraitance et aux situations aboutissant aux IVG, c'est le *narcissisme blessé* où l'insécurité portant avec elle un *espace de non-sens* [148] peut entraîner la *"déliaison" de l'agressivité.* Si les rafales pulsionnelles[149] n'épargnent personne, elles n'aboutissent pas toutes à une grossesse renvoyée, mais les mauvais traitements témoignent quotidiennement de leurs prégnances. Ce double pilotage de l'amour et de l'agressivité ordinaire préside aussi à l'éducation.

Sur toutes les trajectoires relationnelles antérieures perçues dans la clinique des IVG, quelque chose de la destructivité est déjà présent. Par exemple les séparations, les conflits ont jalonné la construction d'identité, et d'autre part vont se représenter dans les circonstances de "crise." Ces points, ces maillons "faibles" entraînent les "failles" d'existence à "rejouer". Dans la nature, les "failles" géologiques "rejouent" provoquant les séismes; elles accompagnent les tsunamis[150]. Ces phénomènes sont tout autant imprévisibles en dépit de quelques prévisions, tout autant que nous ne pouvons contenir *"l'inquiétante proximité de la mort"* [151] *avec la vie.*

---

148. Vasse D., "Personne n'accède au sens, sans faire à sa manière, l'expérience du non-sens". *La grande menace.*, p. 335.
149. Morin E., "La moindre rafale pulsionnelle éteint la conscience". *L'identité humaine,* p.102.
150. Les failles géologiques formées par la contrainte et le déplacement des "plaques" terrestres rejouent entraînant les séismes. De même les tsunamis sont provoqués par le fonctionnement de failles sous-marines, cassures qui peuvent se former en quelques secondes selon le même processus de contrainte. La réapparition de ces phénomènes, le long des grandes zones de failles connues est *imprévisible.*
151. Birouste Jacques, Préface de l'ouvrage, *La dynamique du sens,* Mattauer B., Erès, 2003.

Dans la situation d'IVG, pouvoir ébaucher une "reliance" des fragments d'existence parfois énoncés pêle-mêle par les femmes est une opération d'autant plus nécessaire que nous sommes en face d'une désintrication pulsionnelle de la pulsion agressive. En cette manière d'aborder l'humain et sa souffrance, relier n'est pas évident. Quand les perturbations sont au premier plan, c'est comme si l'événement qui se présente demandait à savoir pourquoi. Les fantasmes qui ont coagulé dans le symptôme doivent être "lus et dynamisés" pour la personne. Il devient pertinent d'accompagner cet affolement des affects couplés en amour haine, et en particulier, les "menaces" qui soulignent le déclenchement de *disjonction* du pole d'agressivité. (On connaît le mot familier: "j'ai disjoncté")Sur cette voie, nous avons remarqué et désigné dans la vie d'une femme les *périodes récentes de changement, de transition* où les *échanges relationnels* en cours doivent être *modifiés.*

Ces *moments émeuvent les voies de séparation* et subissent des pressions externes rejoignant les tensions internes qu'elles attisent et appellent. En particulier les émois œdipiens dénoncent eux aussi très souvent leurs impasses, accentuent et désignent une *crise d'existence.* Expulser l'enfance et ses remous serait, même au-delà de l'adolescence, une des collusions de ce *réquisitoire en acte qu'est parfois l'interruption.* Le temps d'un battement pulsionnel devient l'ombre d'un désir inconscient et son énigme. L'enjeu de ces grossesses-là est instrumentalisation inconsciente de ce faux "départ de vie". Parfois cette grossesse a une fonction symbolique si forte et évidente qu'elle n'est là que comme *franchissement nécessaire et paradoxal.* La grossesse prendrait fonction d'avertissement, de "marquage", et participerait d'un remodelage d'identité. En particulier, répétons que dans l'accès à sa féminité le long des "problématiques de la castration" une grossesse désavouée pourrait avoir une" *fonction séparatrice".*

Un effet de l'imaginaire et du fantasme devient réalité, *substitué au travail d'élaboration* qui aurait pu se produire autrement, juge-t-on trop souvent sans en connaître les racines, les rouages. La tentative que certaines exécutent pour se sortir de l'effondrement dans la discontinuité apparue, échoue car elle a d'abord besoin d'être *symbolisée* dans *la réalité de l'acte d'une coupure.*

Procréer ne va pas de soi. Ainsi quand la femme avance "je veux un enfant" et s'adresse aux PMA sans obtenir de résultat, c'est la prise en charge psychanalytique, conjointement au traitement médical qui peut désenclaver les conflits refoulés. La psychanalyse[152] a mis en lumière que la stérilité retient l'enfant et signifie que le conscient proclame ce que l'inconscient refuse. Alors que dans l'avortement le conscient va parfois jusqu'à acquiescer au "*montage" que l'inconscient a fomenté* (revoir "Au défaut de l'armure").

Avorter, c'est aussi parfois exprimer le désir des autres car l'interférence des subjectivités dans une famille est parfois déterminante en dépit des autonomies déclarées et revendiquées. Dans un couple, l'opposition à une grossesse peut émaner aussi bien de l'homme en raison des fantasmes qu'il entretient avec son ancrage derrière lui. Car la procréation qui éveillerait à la continuité, à la transmission se présente à certains moments de l'existence comme une *impasse économique ou psychique.*

Dévoilement essentiel à notre expérience clinique à l'égard de ces deux moments, la grossesse et son interruption, *masquées* dans cette aventure par *l'antagonisme apparent,* sont cependant *liées ensemble*, intrication des unités contraires. Nous vivons, nous communiquons à travers des médiations. Le geste d'interruption d'une grossesse n'est pas à isoler de son départ en amont.

A l'égard de l'avortement, deux prises de position *antagonistes* elles aussi simplifient le regard. Le risque posé par la banalisation, même en opérant sous la tolérance, est d'engager sa représentation selon un certain indifférencié voire sous l'indifférence à une singularité. Une imprudente banalisation peut niveler voire nier les

---

152. Faure Pragier S., *Les Bébés de l'Inconscient. La psychanalyste face aux stérilités féminines aujourd'hui*, PUF, 3ème éd. déc. 2003.

différences entre les femmes entre les peines et les joies. La réprobation, "toutes pareilles", nie les différences, les singularités. La réprobation les met à l'écart autre in-différence. Poser un choix ou un autre, n'est pas équivalent et "on peut mourir d'égalité"[153]. Personnaliser la rencontre avec chaque femme, c'est la reconnaître dans sa particularité. En ce "passage" l'accueil lui permet d'échapper à l'uniformisation et la considère dans son altérité.

La psychologue tente d'énoncer, non pas "la vérité" à ce sujet, mais ce qui peut "*faire sens et vérité pour la personne*". Créer du sens par le moyen de rapprochements "inédits", selon Paul Ricoeur, c'est ce que nous utilisons dans cette mise au jour des failles relationnelles d'une vie, du pulsionnel en ses détours et ses remous, sa dualité amour haine. Ces rapprochements, sur une alerte du présent de la grossesse aussi imprévue qu'indispensable, autre paradoxe, cherchent à atteindre les fantasmes aléatoires venus se prendre et provoquer cet événement.

Comprendre, en ce lieu où la femme pose sa demande viendrait l'inciter à assumer la commune mesure, à ne pas se mettre ou se croire à part, comme certaines tentent de le faire. Pour cette raison, la "privatisation" qui s'annonce subrepticement par le soi-disant accès à l'autonomie et au confort de la femme souhaitant avorter à domicile, nous paraît un retour en arrière. Pour qui est-elle un confort, pour la société, les services médicaux hospitaliers? Le risque est à nouveau de *mettre à l'écart* si on n'y prend garde la *visibilité* de l'avortement. Comme si on ne voulait rien savoir des déflagrations intimes encore ressenties actuellement et qu'il suffirait de l'ignorer, ou de le montrer du doigt, de l'éloigner, de l'effacer comme on le faisait naguère de la folie.

Chez l'humain, la fonction régulatrice du droit à l'égard de l'IVG a promu un énoncé dans une société entrevue en perte de repères selon le constat de nombreux sociologues. Il est heureux

---

153. Kristeva J., *Le génie féminin,* 1, Hannah Arendt, Folio Essais, Fayard, 1999, p. 8.

qu'une loi "fasse le partage des subjectivités." Elle était aussi innovante que pédagogique. La démarche de soutien et l'accompagnement ouvre au lien social, au lien générationnel. Que le législateur prenne garde en dissolvant la parole, en ces lieux de soins que sont les services hospitaliers d'orthogénie où se pratiquent les IVG, de ne pas retourner vers l'éloignement et l'isolement du geste d'avorter. A une fonction symbolique de cette traversée "qui dit *quelque chose" de la personne, à la personne,* ouvrons *l'espace des échanges de paroles.*

Le "passage" par l'IVG pourrait marquer, si l'on veut bien s'y arrêter, le temps d'une interrogation, voire d'une refondation de l'identité au lieu d'être seulement "l'accident" aux fluctuations de l'existence.

Devant les inépuisables visages de femmes, comprendre est mise en commun d'humanité. En cette circonstance accouchons la femme d'elle-même à travers les liens de son histoire.

A notre époque, l'engendrement pourrait se dégager en partie d'un destin programmé pour perpétuer l'espèce. Pour qu'un enfant advienne comme promesse entre deux êtres, il apparaît qu'il serait convié par la parole engagée vers son attente. Il viendrait dans l'échange de la chair et du cœur, promesse entre deux consentements où femmes et hommes s'assemblent et traversent les écueils à la procréation dans le désir d'exister pour un autre.

Remerciements.

L'accompagnement des femmes en demande d'IVG est assez rare dans la profession de psychologue. Ce témoignage rend compte de l'intérêt, de l'importance des entretiens.

Si l'écriture m'est propre, ce temps d'exercice durant 15 ans fut parcouru également de réflexions et de confrontations avec mes deux collègues occupant les mêmes postes dans un climat de totale confiance et de clarté.

Collègues ou amis, sans que j'aie à vous énumérer, soyez assurés de ma reconnaissance du don d'amitié qui m'a toujours été dispensé sans réserve dans votre lecture attentive. Votre soutien dans la recherche de comprendre, dans l'invitation à un autre regard, cette mise en commun d'humanité à laquelle nous tenons reste encore la meilleure preuve d'une possibilité d'entendre d'autres résonances sous un geste qui est rarement anodin.

Recevez ici toute ma gratitude à vous qui avez partagé "le souci" de l'autre.

Table des Matières.

Avant propos:opacité de l'avortement. 7
Introduction. 11

Chapitre I- Comment aborder les IVG en notre temps? 19

1-L'entretien, le temps du dialogue. 20

2- Obstacles à la compréhension du sens d l'IVG. 33
a- L'inconnu dans la maison. 33
b- Les tabous. 44

Chapitre II Panorama des écueils actuels,
à la maîtrise de la procréation. 51

A-La contraception et ses aléas. 52
1-Les usages contraceptifs. 52
a-La norme en horizon.
b-Au zénith du naturel. 57
c-Les arrangements personnels. 58
d- Arrêts et absence de contraception. 60
e-Variations temporelles de l'ovulation. 63
f-Prescriptions et résistances. 67
2- Education à la contraception, à la responsabilité. 69

B-Défaillances actuelles des relations
dans les couples. 79
1- Les blessures de séparation. 80
2-Figures insidieuses de la violence au quotidien. 88
3-Les insécurités 91
4- Espace relationnel défaillant
Relation à l'autre avec soi: l'enfant déjà là. 101

Chapitre III: Défaillances de l'espace relationnel antérieur.

L'archéologie personnelle L'impact du passé. 109
1-relation à l'autre avant soi,
défaillance espace maternel. 113

2-Relation à l'autre avant soi: faille paternelle. 126

3- Relation à l'autre avec soi:
espace fraternel déchiré. 133

4- Convoquer l'image idéale de soi. 138

Chapitre IV: Les blessures du narcissisme.
Les remous profonds. 145

A-Les investissements narcissiques: réparations. 146

B-Question à l'identité. 154

1-grossesse éphémère: moment narcissique
de réassurance. 154

2-Réassurance sur sa fécondité. 158

C-Les pulsions adverses, ces remous profonds. 163

1-Carrefours de la féminité. 163
L'ombre du père 164
Au défaut de l'armure 167

2-Pulsions adverses. 174
a-Discordances:dualité amour-haine. 174
b-Les entraves à faire du lien. 186

3-La maltraitance, miroir des sentiments
antagonistes et écueils à la procréation. 193

a-maltraitance à l'égard des enfants: 197
les violences familiales.
b-figures sociologiques de la violence. 199
c-les blessures invisibles. 200

Chapitre V: Garder l'espace symbolique des échanges
de parole. 205

Table des matières. 217
Bibliographie. 221

BIBLIOGRAPHIE.

- ANDREU P., *L'Archipel de la mémoire,* Léo Scheer, 2005.
- ARIES P., *L'enfant et la vie familiale sous l'Ancien Régime,* Seuil, Points-Histoire, 1973.
- AVON B., *A l'écoute du symptôme IVG. Accompagner la relation,* Chronique sociale, 2004.
- AUSSILLOUX M.T., MATTAUER B., PEYROT- PASCUAL D., *Approche psychologique de l'IVG, Annales médico-psychologiques, 140 n°8, 1982.*
- BALMARY M., *Abel ou la traversée de l'Eden,* B. Grasset, 1999.
- BENHAMOU O., *Avorter aujourd'hui. Trente ans après la loi Veil, 2005.*
- BIROUSTE Jean, *Conférence, Cours de psychologie clinique,* (inédit)
- BIROUSTE Jacques, *Cours de Psychologie clinique,* (inédit).
- BOLTANSKI L., *La condition fœtale. Une sociologie de l'engendrement et de l'avortement,* Gallimard, 2004.
- BYDLOVSKI M., *Les enfants du désir. Le désir d'enfant dans sa relation à l'inconscient,* Psychanalyse à l'Université, Tome IV, 1978.
  BYDLOVSKI M., *La dette de vie. Itinéraire psychanalytique de la maternité,* Le fil rouge, PUF, 1997.
- CHATEL M.M., *Malaise dans la procréation. Les femmes et la médecine de l'enfantement,* Albin Michel, 1998.
- COLLOQUE, *Ecoute et souffrance. Prévention des maladies,* 15èmes Journées Annuelles de l'Institut de Psychosomatique de Montpellier, mars 2006.
- COLLOQUE de médecine et psychanalyse(6ème), *La fabrique des bébés: passions pour l'embryon,* sous la direction de Danièle Brun, Etudes freudiennes hors série, janvier 2004.
- CYRULNIK B., *Sous le signe du lien,* Collection Pluriel, Hachette, 1997.
- CYRULNIK B., *Le murmure de fantômes,* O. Jacob, 2003.
- CYRULNIK B., *L'ensorcellement du monde,* O. Jacob, Poches, 2001.
- DE DECKER G., *L'IVG une clinique du masochisme?,* Mémoire de DESS de psychologie clinique, juin 2003.
- DELAISI de PARSEVAL G., *La part du père,* Seuil, 1981.

- DELAISI de PARCEVAL G., *La part de la mère,* O. Jacob, 1997.
- DOLTO F., *La cause des adolescents*, Poche, Laffont, 1988.
- DOLTO F., *Sexualité féminine*, Poche, Laffont, 1982.
- DOLTO F., Au *jeu du désir*, Seuil, 1981.
- DOLTO F., *Les étapes majeures de l'enfance*, Gallimard, 1994.
- DURAND C., CHU de Montpellier, La lettre des actualités périnatales du Languedoc-Roussillon. *La contraception: une demande entendue pour une réponse adaptée ou le prétexte pour une éducation au choix?* N° 9 mars 2003 consacré à la contraception.
- DURUZ N., *Narcissisme et analyse du moi,* Thèse doctorat en psychologie, Université Catholique de Louvain, 1978.
- EHRENBERG A., *La fatigue d'être soi. Dépression et société*, O.Jacob 2000.
- EHRENBERG A., *L'individu incertain,* Hachette Littératures, Pluriel, 1995.
- ELIACHEFF C., *La famille dans tous ses états,* Albin Michel, 2004.
- FAURE- PRAGIER S., *Les Bébés de l'Inconscient. La psychanalyste face aux stérilités féminines aujourd'hui,* PUF, 3ème éd. 2003.
- FERRAGUT E., *Emotion et mémoire: le corps et la souffrance,* Masson, 2004.
- FREUD S., *La vie sexuelle*, PUF, 1969.
- FREUD S., *Métapsychologie*, Folio Essais, 1968.
- FREUD S., *Inhibition, symptôme et angoisse*, PUF, 1951.
- FREUD S., Névrose, psychose et perversion, PUF, 1973.
- FRYDMAN R., *Dieu, la médecine et l'embryon*, O. Jacob, 1997.
- GENARDIERE (De La) C., *Faire-part d'enfance. Quand les parents jouent à l'enfant en l'annonçant,* Seuil, mars 2005.
- GORI R., *Variations sur la faute, la culpabilité, et la responsabilité,* 6ème colloque médecine et psychanalyse, 2004.
- GREEN A., *Narcissisme de vie. Narcissisme de mort,* Minuit, 1983.
- GREEN A., *La déliaison : psychanalyse, anthropologie et littérature*, Paris, Belles Lettres, 1992.
- GROSSMAN V., *Vie et destin,* Julliard, L'age d'homme, 1983.
- GUEYDAN M., *Femmes en ménopause. Les transformations psychiques d'une étape de vie,* Erès, Clinamen, 1991.
- HAESEVOETS Y. H., *L'enfant victime d'inceste. De la séduction traumatique à la violence sexuelle,* de Boek, Université, Bruxelles, 2ème édition, 2003.

- HENNEZEL (de)M., *Deuil et grossesse: une problématique du narcissisme,* Journées de gynécologie sociale, Marseille, mai 1983.
- HENRY M., *Le test de Szondi : application clinique*, Fortuna n° 10, déc. 90. Bulletin du groupe d'études szondiennes de Montpellier.
- HERITIER -AUGE F., *Les deux sœurs et leur mère. Anthropologie de l'inceste*, O. Jacob, 1994.
- HERITIER- AUGE F., *Masculin Féminin, La pensée de la différence,* O. Jacob, 1996.
- JEAMMET PH., *Réponses à 100 questions sur l'adolescence,* Solar, 2002.
- ITARD J., *Victor de l'Aveyron*, Allia, 1994.
- JONAS H., *Le principe responsabilité.* Champs, Flammarion, *1979.*
- KAHN A., *Raisonnable et humain?* Nil, 2004.
- KELLERHALS J. et PASINI W., *Le sens de l'avortement*, Georg, Librairie de l'Université, Genève, 1976.
- KRISTEVA J., *Les nouvelles maladies de l'âme*, Ed. Fayard, 1993.
- KRISTEVA J., *Soleil noir. Dépression et mélancolie,* Gallimard, N.R.F, 1987
- KRISTEVA J., *Le génie féminin 1.Hannah Arendt,* Folio essais, Gallimard, 1999.
- KRISTEVA J., *Le génie féminin 2 Mélanie Klein,* Folio essais, Gallimard, 2000.
- KRISTEVA J., *Le génie féminin 3.Colette,* Folio essais, Gallimard, 2002.
- LACHOWSKY M., *Un temps pour les femmes,* O. Jacob, 2005.
- LAGET M., *Naissances*, Seuil, 1982.
- LECLAIRE S., *On tue un enfant*, Seuil, 1975.
- LEGENDRE P., *Le crime du caporal Lortie. Traité sur le père*, Leçons VIII, Fayard, 1989.
- LEMOINE L., *Les enjeux inconscients de l'IVG*, Psychologie magazine, avril 2005.
- LEMOINE LUCCIONI E., *Partage des femmes*, Seuil, 1976.
- MATTAUER B., PEYROT D., AUSSILLOUX M.T., *Etude sur les demandes répétées d'une IVG. Annales médico –psychologiques,* 1984, 142 n°1.
- MATTAUER B., PEYROT- PASCUAL D., Bulletin du Groupe d'Etudes Szondiennes, *Une temporalité de crise; celle de l'interruption volontaire de grossesse,* Fortuna n°6 octobre 89.

- MILLER A., *Abattre les murs du silence*, Aubier, 1991.
- MORIN E., *La Méthode, 5, L'humanité de l'humanité. L'identité humaine*, Seuil, 2001.
- MORIN E., *La méthode*, 6, *Ethique*, Seuil, nov. 2004.
- MORIN E., CASSE M., *Enfants du ciel*, O. Jacob, 2002.
- MORGNY C., ORS de Bourgogne, *Interruption volontaire de grossesse. Tenter de comprendre la répétition*, janvier 2005.
- MORGNY C., PECHINOT S., ORS de Bourgogne. *Interruptions volontaires de grossesse en Bourgogne. Une expression du ressenti des femmes et des professionnels*, décembre 2004.
- NAOURI A., *Une place pour le père*, Seuil, 1985.
- OLIVIER C., *Enfants rois, plus jamais çà!*, Albin Michel, 2002.
- PASINI W., *Désir d'enfant et contraception*, Casterman, Paris, 1976.
- POMMIER G., *Comment les neurosciences démontrent la psychanalyse*, Flammarion, 2004.
- QUERE F., *Le sel et le vent*, Bayard, Centurion, 1995.
- RANK O., *Don Juan et le double*, Bibl. Payot, 1973.
- RONDOT- MATTAUER B., *Interruption Volontaire de Grossesse: la dynamique du sens*, Erès, 2003.
- REY A., *Dictionnaire historique de la langue française*, (sous la direction de), 1992.
- REY- FLAUD H., *Le démenti pervers. Le refoulé et l'oublié*, Aubier, Paris, 2002.
- THUAN T. X., RICARD M., *L'infini dans la paume de la main*, Fayard, 2000.
- TOROK M., *Maladie du deuil et fantasme du cadavre exquis*, Revue Française de psychanalyse, 1968.
- SERRES M., *Récits d'humanisme*, Le Pommier, 2006.
- VASSE D., *La grande menace. La psychanalyse et l'enfant*, Seuil, 2004.
- VASSE D., *Inceste et jalousie*, Seuil, 1995.
- VERNANT J. P., *Figures, idoles, masques*, Julliard, 1990.
- VERNANT J. P., VIDAL NAQUET P., *Mythe et tragédie*. La Découverte, 1995.
- ZORN F., *Mars*, Gallimard, N R F, 1979
- ZARIFIAN E., *La force de guérir*, O. Jacob, Poche, 2001.

Psycho - logiques

Collection dirigée par Alain Brun et Philippe Brenot

Sans exclusives ni frontières, les logiques président au fonctionnement psychique comme à la vie relationnelle. Toutes les pratiques, toutes les écoles ont leur place dans Psycho - logiques.

Jean-Curt KELLER, *La méthode thérapeutique de Palo Alto*, 2007.
Colette LHOMME-RIGAUD, *Exils et troubles de la pensée*, 2007.
Giselle HIERSE, *Le féminin et la langue étrangère*, 2007.
Michel DÉGRANGE, *Petit livre noir des psychothérapies américaines en France*, 2007.
Béatrice BOURDIN, Mylène HUBIN-GAYTE, Barbara LE DRIANT et Luc VANDROMME, *Les troubles du développement chez l'enfant. Prévention et prise en charge*, 2007
Françoise GOSSELIN et Philippe VIARD, *L'État et les psychothérapies*, 2006
Michel LANDRY, *Du déclin de la pensée critique au triomphe de la psychiatrie*, 2006.
René SOULAYROL, *La spiritualité de l'enfant*, 2006.
Joseph C. ZINKER, *Le thérapeute en tant qu'artiste*, 2006.
Jean-Claude REINHARDT et Alain BRUN (collectif dirigé par), *Vieillesse et création*, 2005.
Giovanni GOCCI, *Les groupes d'individuation*, 2005.
Josette MARQUER, *Lois générales et variabilité des mesures en psychologie cognitive*, 2005.
Pierre MARQUER, *L'organisation du lexique mental*, 2005.
Marcel FRYDMAN, *Violence, indifférence ou altruisme ?*; 2005.
Serge RAYMOND, *Pathobiographies judiciaires. Journal clinique de Ville-Evrard*, 2005.
Jacques HUREIKI, *Ethnopsychiatrie compréhensive*, 2005.
Jean HUCHON, *L'être logique. Le principe d'anthropie*, 2005.
Paul CASTELLA, *La différence en plus*, 2005.
Marie-Pierre OLLIVIER, *La violence des croyances. Point de vue d'une psychologue clinicienne*, 2004.

L'HARMATTAN, ITALIA
Via Degli Artisti 15 ; 10124 Torino

L'HARMATTAN HONGRIE
Könyvesbolt ; Kossuth L. u. 14-16
1053 Budapest

L'HARMATTAN BURKINA FASO
Rue 15.167 Route du Pô Patte d'oie
12 BP 226
Ouagadougou 12
(00226) 50 37 54 36

ESPACE L'HARMATTAN KINSHASA
Faculté des Sciences Sociales,
Politiques et Administratives
BP243, KIN XI ; Université de Kinshasa

L'HARMATTAN GUINEE
Almamya Rue KA 028
En face du restaurant le cèdre
OKB agency BP 3470 Conakry
(00224) 60 20 85 08
harmattanguinee@yahoo.fr

L'HARMATTAN COTE D'IVOIRE
M. Etien N'dah Ahmon
Résidence Karl / cité des arts
Abidjan-Cocody 03 BP 1588 Abidjan 03
(00225) 05 77 87 31

L'HARMATTAN MAURITANIE
Espace El Kettab du livre francophone
N° 472 avenue Palais des Congrès
BP 316 Nouakchott
(00222) 63 25 980

L'HARMATTAN CAMEROUN
BP 11486
(00237) 458 67 00
(00237) 976 61 66
harmattancam@yahoo.fr

633098 - Décembre 2015
Achevé d'imprimer par

1livre.com
du rêve à la réalité !

www.ingramcontent.com/pod-product-compliance
Lightning Source LLC
LaVergne TN
LVHW021745071126
851857LV00039B/783
* 9 7 8 2 2 9 6 0 3 9 6 8 1 *